AF462327

CHARLATANISME
DE LA
MÉDECINE
SON IGNORANCE ET SES DANGERS
DÉVOILÉS PAR LE
ZOUAVE JACOB

APPUYÉS PAR LES ASSERTIONS DES
CÉLÉBRITÉS MÉDICALES ET SCIÉNTIFIQUES

HIPPOCRATE, ARISTOTE, GALIEN, PLINE, PARACELSE,
DE JUSSIEU, DESLON, VIREY, FICIN, BROUSSAIS, JHAR, LOUIS,
MARÉCHAL DE CALVI, CHOMEL, BARTHEZ,
ROSTAN, DUBOIS (D'AMIENS), MUNARET, CHAUVET, AUDIN ROUVIÈRE,
FÉDORÉ, GUY-PATIN, STALH,
DUCLOS, GOAZET, ALIBERT, LIEUTAU, FORGET,
PESCHIER, FRAPPART, LIBERT, DEBREYNE, BORDEU, THOMASSI
MORIZON, JOURDAN, MONNERET, FLEURY,
PINEL, BAYLE, JEAN-RAYMOND, DONNÉ, BOUCHARDAT,
TALLEIX, SYDENHAM, MALGAINE, HEQUET,
BICHAT, CLAUDE BERNARD, ETC.

> Médecine, pauvre science.
> Médecins, pauvres savants.
> Malades, pauvres victimes.
> Docteur Frappart.

QUATRIÈME ÉDITION

Prix : 1 franc 50 centimes

PARIS
CHEZ L'AUTEUR ET CHEZ TOUS LES LIBRAIRES

1877

CHARLATANISME

DE

LA MÉDECINE

IMPRIMERIE D. BARDIN, A SAINT-GERMAIN

CHARLATANISME

DE LA

MÉDECINE

SON IGNORANCE ET SES DANGERS

DÉVOILÉS PAR LE

ZOUAVE JACOB

APPUYÉS PAR LES ASSERTIONS DES

CÉLÉBRITÉS MÉDICALES ET SCIENTIFIQUES

HIPPOCRATE, ARISTOTE, GALIEN, PLINE, PARACELSE,
DE JUSSIEU, DESLON, VIREY, FICIN, BROUSSAIS, JHAR, LOUIS,
MARÉCHAL DE CALVI, CHOMEL, BARTHEZ,
ROSTAN, DUBOIS (D'AMIENS), MUNARET, CHAUVET, AUDIN ROUVIÈRE,
FÉDORÉ, GUY-PATIN, STALH,
DUCLOS, GOAZET, ALIBERT, LIEUTAU, FORGET,
PESCHIER, FRAPPART, LIBERT, DEBREYNE, BORDEU, THOMASSI,
MORIZON, JOURDAN, MONNERET, FLEURY,
PINEL, BAYLE, JEAN-RAYMOND, DONNÉ, BOUCHARDAT,
TALLEIX, SYDENHAM, MALGAINE, HEQUET,
BICHAT, CLAUDE BERNARD, ETC.

Médecine, pauvre science.
Médecins, pauvres savants.
Malades, pauvres victimes.
Docteur FRAPPART

QUATRIÈME ÉDITION

Prix : 1 franc 50 centimes

PARIS
CHEZ L'AUTEUR ET CHEZ TOUS LES LIBRAIRES

1877

CHARLATANISME

DE

LA MÉDECINE

De la terre jusqu'aux cieux s'élève un cri de douleur, toujours le sang, les larmes, toujours le feu, le fer, le poison, la mort !...

Ceux-ci, étendus sur le grabat des passions, réclament en vain le Dieu de paix, de justice, qu'on ne leur a point appris à connaître.

Ceux-là, qu'une brûlante fièvre dévore, s'agitent sur leurs couches avec désespoir; le breuvage salutaire ne leur est point donné.

Ceux échappés aux fléaux de la guerre, du massacre, implorent un rayon plus pur de fraternité, d'égalité pour les guider à travers les décombres encore fumants de nos cités.

Quelles douleurs ! quelles souffrances ! quel est donc ce venin empoisonné qui dévore ainsi l'humanité ?

Secouons la poussière des temps, essayons de soulever un coin de ce voile sombre qui obscurcit la raison humaine. Dieu a donné à tous la vérité pour combattre le mensonge.

Quels sont ceux qui ont mission de guérir nos maux et de soulager nos souffrances ?...

Que font ces docteurs qui trônent dans nos chaires académiques ?

Pénétrons dans le sanctuaire des princes du savoir, écoutons quelques-uns de ces oracles qui tiennent en main le sceptre de la science, qui prétendent être le flambeau du progrès, quelles ont été leurs convictions ? la divergence de leurs idées ?

Cabanis prétend que la pensée est une sécrétion du cerveau.

Babinet, que la volonté ne franchit pas l'épiderme.

Moleschott, qu'il n'existe aucune force en dehors de la matière.

Buchner, qu'un homme n'est que le produit de la matière.

Cette doctrine du matérialisme, enseignée du haut des chaires professionnelles, fait vraiment horreur ; les ravages que cette hydre aux mille têtes exercent dans la pensée des hommes donnent large carrière aux passions qui courbent fatalement la raison sous le joug de ces pontifes de l'école cyrénaïque, d'Aristippe et d'Epicure, qui, à leur tour traitent les générations comme un vil bétail.

Afin de mieux nous édifier sur les principes de ces illustres professeurs, écoutons le docteur Chauvet :

« La philosophie *sensualiste*, ou *matérialiste*, née du peripatéticisme, et nettement formulée par Locke, Condillac et Cabanis, qui n'ont été ici, du reste, que les échos de l'encyclopédisme du XVIIIe siècle ; elle chargea le professeur Bérard, doyen de la Faculté de médecine de Paris, inspecteur général des *études* médicales, etc., etc., de me donner cette ignoble définition : « L'homme est un mammifère monodelphe et bimane !!!..

Enfin, tout le monde connaît cette définition classique : *L'homme est un animal raisonnable.*

Si j'étais mis en demeure de faire un choix parmi ces définitions, je n'hésiterais point à adopter la première qui, malgré son insuffisance, a du moins l'avantage inappréciable d'*élever* l'homme au noble rang qui lui appartient dans la série des êtres créés ; tandis que celle du professeur de physiologie de Paris le fait descendre au niveau...., que dis-je !.... *au-dessous* de la brute...., du *singe*, par exemple, qui est bien, comme l'homme, un *mammifère monodelphe*, c'est-à-dire un animal dont la femelle est pourvue de deux mamelles et d'un seul utérus, mais qui a, de plus que celui-ci, quatre mains (*quadrumane*), au lieu de deux.... — Or, la main étant plus *noble* que le pied, il résulte de là en bonne arithmétique, qu'il faut au moins deux grands hommes pour valoir un petit singe.... Et voilà où peut conduire une systématologie sans principes....

Et vous croyez, s'écrie de nouveau le docteur Chauvet indigné, que je vais, moi qui ai l'honneur d'être un homme, accepter très-humblement cette insulte brutale, avaler cette infamie ?... — Et vous pensez que je vais vous acquitter de ce crime de lèse-majesté humaine ?... Et vous vous figurez que je suis disposé à courber mon noble front devant le sale orang-outang, au-dessous duquel vous avez la cynique impudeur de me ravaler, du haut de votre chaire professorale ?... — Ah! eussiez-vous la puissance de dix césars, vous ne m'empêcheriez point de vous couvrir de boue et de malédictions, pour le grand méfait de dégradation dont vous vous êtes rendus coupables envers l'espèce humaine !....

Bérard n'est plus.... paix à sa mémoire !.... — Il a disparu de la scène du monde savant, ou il eût pu jouer un plus beau rôle ; mais sa philosophie reste...., sa chaire a *changé de nom*, voilà tout. — La Faculté de Paris enseigne toujours à la jeunesse médicale, que l'homme est purement et simplement un mammifère monodelphe et bimane. »

Ces célébrités du matérialisme, aveuglées de prétentions, marchent orgueilleusement sur les traces des Anytus, des Mélitus, des Lycon, qui se réunirent contre Socrate, l'accusèrent de corrompre la jeunesse, parce qu'il enseignait l'existence de Dieu, l'immortalité de l'âme et le firent, pour cela, condamner à mort.....

Ce sont des savants de cette sorte qui ont forcé Aristote de fuir Athènes, sans attendre son jugement, voulant, disait-il, « épargner aux Athéniens, déjà coupables de la mort de Socrate, un nouvel attentat contre la philosophie. »

Ce sont des savants fanatiques qui sont restés quarante ans pour admettre, en France, les vérités de Newton ; ce sont des savants qui ont été la cause que Roger Bacon passa la moitié de sa vie dans les cachots ; ce sont bien les mêmes fanatiques et cruels qui ont torturé Galilée ; bien les mêmes qui, à la voix d'un évêque nommé Cauchon, ont torturé Jeanne d'Arc et l'ont fait périr dans les flammes du bûcher ; qui ont fait brûler Jordano Bruno, parce qu'il était philosophe ; les mêmes qui ont fait subir la torture, dans un cachot, pendant vingt-sept ans, à Campanella (Thomas), parce qu'il croyait à la pluralité des mondes ; fait arracher la langue, puis jeter dans les flammes du bûcher le philosophe Lucilio Vanini ; ce sont bien les mêmes qui ont été la cause qu'André Vésale est mort de faim ; qui ont exilé Denys Papin, etc.

Ce sont des savants qui ont persécuté Mesmer, calomnié, présenté comme un homme sans principes ; parce que, docteur-médecin, membre de la Faculté de Vienne, il avait reconnu que la prétendue science médicale n'offrait aucun résultat dans l'art de guérir.

Les persécutions dirigées contre cet homme de progrès, surtout de la part du révérend père jésuite Hell, (astronome à l'observatoire de Vienne.) (« Toujours zélé dit Mesmer, pour les intérêts de la compagnie, qui décida à l'unanimité pour soutenir l'honneur du corps qui était compromis, qu'on poursuivrait Mesmer à outrance et que le magnétisme serait proscrit. ») Ce père fut l'auteur principal des tortures morales que Mesmer eut à souffrir, car pour persécuter il ne s'agit pas toujours de jeter dans un cachot, de mettre en action les engins de tortures d'une inquisition, de faire monter au bûcher une intelligence humaine, un génie qui enrichit la science d'une vérité, la persécution intolérante et fanatique se fait sentir toujours aussi terrible selon le siècle, les mœurs où surgit la pauvre victime. C'est l'histoire malheureuse du progrès de l'esprit humain : il faut des victimes ; il faut que le fanatisme traite comme un ennemi le téméraire qui vient sortir les savants de leur routine avec des découvertes nouvelles qui blessent leur amour-propre, leur orgueil accoutumé à ce règne des sciences, où en général respirent le matérialisme, le sensualisme.

Nous allons nous en convaincre en suivant un peu les membres des académies de toutes sortes dont le malheureux Mesmer chercha à s'entourer pour communiquer sa précieuse découverte.

Mesmer s'adressa tout d'abord au président de la Faculté de Vienne qu'il connaissait particulièrement, M. le baron de Stoërck, médecin de l'empereur. Cette illustration épouvantée l'invita à ne pas *compromettre* la Faculté par une *innovation de ce genre.*

Mesmer expérimenta ensuite en présence de l'anatomiste Barthe et du physicien Ingenhouze qui furent convaincus de la présence d'un agent, mais ces savants non-seulement ne voulurent pas en convenir publiquement, mais démentirent ce qu'ils avaient vu....

Mesmer, après avoir démontré l'efficacité du fluide magnétique, en rendant la vue à Mlle Paradis, complètement aveugle, que le baron Venzel, médecin qui passait pour le plus célèbre de Vienne, avait traitée pendant quatorze années sans le moindre succès, croyait enfin avoir raison des scènes diffamatoires et scandaleuses dirigées contre lui; mais quelle ne fut pas sa déception, lorsque le père de sa malade, après avoir fait grand tapage dans les feuilles publiques par la relation de cette cure, engageant qui voudrait à s'en convaincre, se laissa influencer par différents personnages haut placés, hostiles à Mesmer et craignant que leur crédit fît perdre une petite pension allouée à sa fille par sa Majesté, en raison de son infirmité, résolut de la retirer de chez Mesmer où elle était en traitement. Mesmer crut devoir faire quelques résistances pour la laisser partir avant que la guérison fût complète, mais la cupidité cria plus fort que la conscience de M. Paradis, chez qui l'irritation était au paroxysme et qui alla jusqu'à menacer Mesmer de lui passer son épée à travers le corps. La malheureuse mère, furieuse, aveuglée par la colère, malgré sa fille suppliante, la violenta au point de la jeter contre la muraille....

Mlle Paradis, à la suite de toutes ces émotions et de mauvais traitements, redevint aveugle..... et Mesmer, persuadé d'avoir tout fait, tout supporté pour convaincre ses compatriotes de sa découverte, s'exila de sa patrie en 1777 par la force de la persécution. Croyant enfin être sinon mieux compris, au moins traité avec moins de barbarie dans un pays étranger, il se rendit à Paris.

Comment y fut-il accueilli ? C'est ce que nous allons savoir.

Mesmer arriva à Paris dans le mois de février 1778.

Son nom et sa doctrine étaient déjà connus, la curiosité lui amena beaucoup de personnes qui désiraient voir des effets du magnétisme, mais sans aucun but sérieux, et qui ne pouvaient le conduire au résultat auquel il voulait arriver, *convaincre* le monde des savants, surtout les médecins, ses collègues.

Après avoir fait un appel à ces oracles des académies déjà prévenus contre lui et sa science, il n'obtint rien... M. Le Roy, directeur de l'Académie des sciences, daigna cependant assister à quelques expériences, sembla y prendre intérêt et proposa à Mesmer de le présenter à l'Académie pour entendre le rapport qu'il se proposait d'y lire; mais aussitôt que Le Roy commenca à énumérer devant ces illustrations les phénomènes qu'il avait observés, ces immortels du progrès scientifique le traitèrent de charlatan.

Mesmer sortit du sanctuaire du progrès le cœur navré; peu de jours après il reçut la visite de plusieurs de ces Messieurs qui lui firent des excuses de convenances, pour répondre à ses justes plaintes; séance tenante il leur fit des expériences des plus convaincantes qui étonnèrent et persuadèrent enfin ces dieux de la progression, mais..... ils eurent peur d'être ridiculisés par leurs collègues des académies s'ils accréditaient ce qu'ils venaient de voir.

Mesmer de plus en plus abreuvé de déceptions, écrasé par les sarcasmes que peut enfanter un monde académique, se retira à Creteil où il fit un grand nombre de guérisons ; croyant qu'avec l'appui de ces résultats il serait plus heureux, il sollicita de nouveau les académiciens de vouloir bien utiliser les ressources que le magnétisme donnait à profusion. Mais ces *gloires* de notre belle France ne daignèrent pas répondre à son appel.

Accablé de mépris il se proposait de quitter la France, quand il fut arrêté dans son projet par M. d'Eslon, premier médecin ordinaire du comte d'Artois.

Cet académicien, après avoir obtenu des résultats irréfutables de guérisons par le fluide, proposa à ses collègues de faire des expériences dans un hôpital ; la proposition fut acceptée, mais il lui fut impossible de réunir ces Messieurs. M. d'Eslon sollicita auprès de MM. Mallouet, Sollier de Rominais, médecins, qui daignèrent se déranger pour remplacer ses collègues les académiciens. M. d'Eslon leur présenta plusieurs malades qu'il avait guéris en peu de temps, cures extraordinaires qui eurent beaucoup de retentissement.

Ces Messieurs prétendirent que la nature seule était la cause de résultats aussi merveilleux.

M. d'Eslon, outré du parti pris de la mauvaise foi de ces hommes de *lumières*, s'empressa de publier un ouvrage intitulé : *Observations sur le magnétisme*, et présenta à ce moment les vingt-sept propositions de Mesmer.

La Faculté exaspérée, prise d'un vertige effrayant, furieuse qu'un de ses membres osât prendre la cause du magnétisme qu'elle-même avait foudroyé avec un *succès aussi éclatant*, fit lire par M. Roussel de Vauzesmes un discours « plein d'odieuses diffamations, de calomnies contre lui Mesmer et le magnétisme, » enfin la Faculté pour en finir, « après avoir *hué* M. d'Eslon » rédigea un décret ainsi conçu :

« 1° Injonction à M. d'Eslon d'être plus circonspect à l'avenir.

« 2° Suspension pendant un an de voix délibérative dans les assemblées de la Faculté.

« 3° Radiation à l'expiration de l'année du tableau des médecins de la Faculté, s'il n'avait pas à cette époque, désavoué ses *Observations sur le magnétisme animal.*

« 4° Les propositions de Mesmer rejetées. »

Ce décret ne s'arrêta pas à l'intolérance, la persécution des corps savants, il s'étendit sur tous les partisans du magnétisme en général.

Le docteur Douglé, dans une brochure : (*Rapport au public de quelques abus auxquels le magnétisme a donné lieu*), rapporte que trente docteurs s'occupant du magnétisme sont relégués comme des parias dans une salle séparée de l'assemblée, pour subir un interrogatoire.

« Chacun attendait, raconte le docteur Douglé, avec impatience l'appel général et se promenait en long et en large avec sa façon de penser et d'agir.

« On m'apprend qu'il est question de nous faire signer une espèce de formulaire.

« Nous verrons ce qu'il contient, dis-je alors, et nous signerons, ou nous ne signerons pas.

« L'appariteur paraît enfin et m'appelle le premier comme le plus ancien, j'avais cet honneur. J'entre, fort surpris de n'être suivi d'aucun de mes compagnons. On me fait asseoir et Monsieur le doyen commence par me demander si j'ai donné de l'argent pour me faire instruire du magnétisme. Surpris de cette question, je répondis, par respect, que M. d'Eslon ne prenait point d'argent, qu'il ne recevait que des médecins, pour observer et l'aider; qu'il était on ne peut plus honnête, modeste et complaisant, et que d'ailleurs la Faculté ne l'ignorait pas.

« Je ne fatiguerai pas le lecteur par le détail des autres questions. Je fus interrogé en criminel, et je me croyais transféré en la chambre de la Tournelle. On finit enfin par me présenter une formule à laquelle je ne crus pas devoir m'assujettir.

« Je ne voulus point signer, et repétai à la Faculté, pour lui prouver mon zèle et ma soumission, que je n'avais pas encore trouvé dans cette méthode un degré d'utilité suffisant pour lui en rendre compte, que j'y avais trouvé des effets pouvant être attribués à l'action de la chaleur des hommes sains sur un infirme, etc., etc. Je sortis, un autre me succéda.

« Voici quelle était la formule qu'on voulait faire signer à chaque docteur régent.

« Aucun docteur ne se déclarera partisan du magnétisme animal, ni dans ses écrits, ni dans sa pratique, sous peine d'être rayé du tableau des docteurs régents. »

Ce ne sont pas, comme beaucoup de grands seigneurs de la science veulent l'accréditer aujourd'hui, des *ignorants* qui ont débuté dans l'étude des premiers pas du magnétisme; mais bien des académiciens, et ce ne sont pas des académiciens qui n'ont pas été initiés sérieusement et scientifiquement aux phénomènes de la découverte de l'immortel Mesmer, qui ont rejeté par parti pris ou par ignorance les faits et les guérisons nombreuses qui avaient un retentissement aussi éclatant à travers le monde. Ce sont bien des hommes placés au sommet de l'échelle scientifique qui se sont bouché les yeux et les oreilles pour ne rien entendre ni voir. N'est-ce pas épouvantable, hors nature enfin, de se représenter ces hommes bouffis d'orgueil, aux idées assez étroites, aux sensations aussi matérielles, niant, dénaturant les phénomènes aussi palpables d'une science nouvelle, d'une science divine !! persécutant, calomniant l'auteur immortel de cette découverte, employant toute l'influence due à leur crédit pour éteindre une vérité aussi grande en traitant les adeptes de Mesmer comme des malfaiteurs, les expulsant de leurs rangs.

Mesmer, convaincu de la mauvaise foi de ses adversaires, se retira à Spa; beaucoup de malades appartenant à la classe la plus élevée le suivirent pour se faire guérir. Sachant qu'il était pauvre et qu'il avait malgré cela refusé l'offre qui lui avait été faite par M. de Breteuil, ministre, de la part de la reine, d'une pension de 30,000 livres, avec 100,000 écus comptant, ces malades reconnaissants résolurent d'ouvrir une souscription qui fut mise à exécution par M. Bergasse et patronnée par MM. de Puységur, le père Gérard, le bailli Desbarres, Court de Gébelin, etc.

Le nombre des souscripteurs était fixé à cent et

chaque souscription était de cent louis, mais le nombre dépassa de beaucoup ce chiffre.

Le magnétisme, par les guérisons qu'il opérait de tous côtés, avait de nombreux et puissants partisans, lesquels n'étaient pas sans dangers pour l'infaillibilité des académiciens. Enfin, le gouvernement, résolu de faire examiner si le magnétisme était une vérité ou une erreur, nomma une commission de savants qui se rendirent chez M. d'Eslon, qui avait institué un dispensaire magnétique.

L'intrigue des savants empêcha, malgré les réclamations de Mesmer (auprès de M. Francklin) que ce fût lui-même, auteur de cette découverte, qui fût convoqué pour les expériences, et non M. d'Eslon; mais le parti pris des illustrations scientifiques convoquées pour l'examen des phénomènes était contre lui; ce fut M. d'Eslon qui fut choisi.

Ce fut le 12 mars 1784 que le roi nomma cette fameuse commission de savants, dont cinq appartenaient à l'Académie des sciences: Francklin, de Bory, Bailly, Le Roy, Lavoisier, et quatre à la Faculté de médecine: Bari, Salin, Darcet, Guillotin, pour lui rapporter les vérités de Mesmer sur le magnétisme.

Nous ne rapporterons pas ici, dans cet abrégé, les *naïves* discussions de ces Messieurs, consignées dans leurs rapports, qui durèrent cinq mois. Mais ces infaillibles conclurent, en assurant qu'ils n'avaient rien vu, rien touché et, par cela, rien compris des faits du magnétisme; donc le fluide, proclamé par Mesmer, n'existait pas, et l'imagination en avait fait tous les frais.

Ce qu'il y a de plus déplorable dans tous ces débats, c'est que non-seulement ces orgueilleux prohibitionnistes du progrès ne se contentèrent pas de fermer les yeux et de rejeter systématiquement les preuves, mais l'Académie qui avait exclu de son sein le docteur d'Eslon, parce qu'il avait courageusement continué les expériences du magnétisme, fit un grand nombre de victimes.

Bailly, qui avait signé le rapport du 12 mars 1784, où il prétendait, d'accord avec ses collègues, que le magnétisme n'existait que dans l'imagination, écrivait cependant dans un autre rapport, destiné à être mis sous les yeux du roi Louis XVI, *seul*, ces lignes :

« Rien d'étonnant que le spectacle de ces convulsions. « Quand on ne l'a point vu, on ne peut s'en faire une « idée, et, en le voyant, on est également surpris et du « repos profond d'une partie de ces malades, et de l'a- « gitation qui anime les autres; des accidents variés « qui se répétent, des sympathies qui s'établissent.... « On ne peut s'empêcher de reconnaître, à ces *effets* « *constants*, une *grande puissance* qui agite les ma- « lades, les *maîtrise*, et dont celui qui magnétise « semble être le *dépositaire*. »

Il est clair que si la commission académique n'a *rien vu* ni *compris* dans les phénomènes du magnétisme, Bailly, lui, d'après ce que nous venons de lire, y avait compris quelque chose. Mais, hélas! s'il y a eu des héros, dont s'honore l'histoire des peuples, il y a eu aussi beaucoup de savantes divinités qui ont eu l'infirmité de la peur. Bailly a eu sans doute peur de subir le sort de son collègue d'Eslon, celui d'être *chassé de son académie.*

Le célèbre Lavoisier qui, comme ses collègues, n'avait *rien vu, rien touché, rien entendu* et par cela *rien compris* dans *les effets* du magnétisme, soutenait lui à son tour, cette vérité que les gaz étaient des corps aux mêmes titres que les liquides et les solides; les académiciens, qui étaient en *veine ordinaire*, le traitèrent de fou, que son imagination avait fait tous les frais, pour faire croire semblables turpitudes, qu'eux n'avaient *rien vu, rien touché, rien entendu* et qu'ils n'y comprenaient rien.

Si Lavoisier, qui avait nié le magnétisme, fut traité de même pour sa découverte par ses collègues les académiciens, le trop célèbre docteur Guillotin fut plus heureux quand il proposa à la Constituante l'instrument qui porte son nom (qu'il n'a pas la gloire d'avoir inventé), toutes les sommités savantes s'épanouirent devant une invention aussi en rapport avec la matière, qui était appelée à de si hautes fonctions dans l'art d'abréger le travail de la destruction humaine; car tout le monde pouvait se rendre compte du gigantesque résultat; aussi tous les savants et la masse crièrent bravo à l'unisson de toutes leurs forces, car cette fois ce n'était pas du magnétisme qu'il s'agissait, du magnétisme accrédité par des fous, des visionnaires, des imbéciles qui écoutent le charlatan Mesmer, qui prétend guérir de pauvres malades dont *l'imagination* est frappée; non, mille fois non; dans le magnétisme, les savants des académies ne voient rien, ne comprennent goutte ; la guillotine, à la bonne heure au moins, les savants comme tout le reste des mortels peuvent déjà voir d'avance dans leur imagination, d'après les rapports du docteur Guillotin, les suppliciés monter les degrés de cette œuvre du progrès; ils peuvent entendre leur dernier râle, là il y a quelque chose de palpable, de certain, de vivace enfin, qui prouve qu'un être qui a passé par là n'est plus de ce monde.

Mais ce que les savants ne comprennent pas, c'est que ces décapités ont une âme qui survit après que la guillotine a rompu ses liens avec le corps, que ces esprits conservent leur identité, leur raison, leur libre arbitre de penser; qu'ils voient toutes choses avec d'autres yeux que ceux des académiciens ; que ces esprits, de concert avec Mesmer, savent très-bien que si les savants de la terre des académies nient et rejettent toutes idées nouvelles, c'est par le motif qu'eux-mêmes n'ont jamais rien découvert ni inventé, parce qu'ils ne se sont jamais inspirés que dans une atmosphère matérielle, trop épaisse pour faire jour au plus petit rayon du soleil divin, qui enflamme et inspire les martyrs du progrès humain.

Pour mieux nous convaincre que de tous les temps les savants ont été aveuglés par un parti pris pour tout ce qui n'est pas admis par la routine de leurs écoles, écoutons Louis Figuier :

« Aucun savant jusqu'à l'époque à laquelle nous sommes parvenus, ne voulait un seul instant admettre qu'il fût possible que des pierres tombassent du haut des airs, cette manière était contraire aux notions reçues par la science. Les témoins oculaires de ces faits avaient été dupes, disait-on, d'une illusion de leurs sens.

« Il y eût de même des personnes assez inconsidérées pour jeter avec mépris des aérolithes qui avaient été conservés pendant longtemps ; on s'en débarrassait, de crainte de paraître ridicule en les gardant. Voilà comment les hommes qui croient tout savoir repoussent ce qui leur paraît inexplicable parce qu'ils ne le trouvent pas conforme à leurs connaissances. Bien petit est toujours le nombre de ces esprits philosophiques qui comprennent que les limites des connaissances humaines ne sont point celles de la nature.....

« L'Académie des sciences reçut des échantillons de trois aérolithes de 1768. Elle chargea Fongeroux, Cadet et Lavoisier (le même qui niait avec acharnement le magnétisme), de faire un rapport à ce sujet. Dans leurs rapports, nos trois académiciens déclarèrent que ces pierres *ne sont pas tombées du ciel*, qu'elles ont seulement été frappées par la foudre, qui les a déterrées et mises en évidence. Tout ce que l'on peut conclure de leur ressemblance, disait la commission, c'est que la foudre tombe de préférence sur les matières pyriteuses.

« Ce rapport, publié en 1772, était le dernier mot de l'Académie des sciences. Elle s'en tint là. Il aurait fallu, pour la convaincre de la réalité des aérolithes, qu'une de ces pierres tombât sur la tête d'un académicien. La chose devait toutefois se réaliser en partie de nos jours..... (En 1864, un membre de l'Académie des sciences de Paris, M. Adolphe Brongniard, se trouvant à la campagne à Gisors (*a failli mourir de peur*), témoin lui-même de la chute de pierres ayant accompagné le bolide du 4 mai.)

« Le 24 juillet 1790, entre neuf heures du soir, on vit, en plusieurs localités de la Gascogne, un globe de feu sillonner les airs, traînant une longue queue, et disparaître après une détonation violente. Environ deux minutes après, il tomba à Juliac dans les Landes, une pluie de pierres de forme ovale et aplatie, d'un poids moyen de deux cents grammes. La municipalité de Juliac se hâta d'envoyer à l'Académie des sciences de Paris un procès-verbal signé du maire et de trois cents témoins oculaires.

« Les savants et les académiciens s'émurent à cette annonce. Ce fut un haro universel contre ce maire crédule et cette paroisse assez stupide pour certifier *un fait évidemment faux, un phénomène physiquement impossible*. Ce sont les propres paroles du physicien Bertholon, savant alors fort estimé. »

Continuons au sujet du magnétisme. Le 5 avril de la même année 1784, une nouvelle commission fut nommée, composée de MM. Caille, Mauduit, de Jussieu, Poissonnier et Andry. Après trois mois de labeur, quatre de ces Messieurs conclurent que le magnétisme était dénué de preuves : seul le savant de Jussieu n'imita point Bailly, il dit à ses collègues : « *Tous vos efforts n'empêcheront pas cette vérité de triompher.* » Il se fit pour cela l'ennemi des académiciens, ses collègues, mais plus heureux que d'Eslon, il ne fut pas chassé du sanctuaire académique.

C'était assez d'un pour prouver, à la face des hommes, que ces illustres de la terre sont faillibles.

Si Bailly avait su qu'il n'en fallait qu'un seul....

Peut-être croira-t-on que les Académiciens sont les seuls ennemis jurés du magnétisme. Ecoutons: Le 22 octobre 1784, les savants des Académies voulant, par un plébiscite éclatant, en finir avec cette prétendue folie, chargèrent un de leurs membres, nommé Michel Augustin Thouret, médecin, directeur et professeur de l'Ecole de médecine, de recueillir et rechercher tous les documents au sujet du magnétisme.

Ce dieu des apothicaires fit, dans toute la France et même à l'étranger, un appel à tous les *correspondants* des Académies de Paris.

En moins de deux mois, Thouret avait reçu plus de soixante rapports, de soixante villes différentes, depuis le chef-lieu de province jusqu'à Saint-Jean-de-Luz, ce troupeau de *Panurge* de correspondants avait répondu, comme Pandore: « *Brigadier, vous avez raison.* »

L'Académie n'avait-elle pas prouvé, en expulsant le docteur d'Eslon et les trente docteurs cités plus haut par le docteur Douglé passé sur la sellette académique, qu'il fallait être de son avis... Tout le fretin médical et scientifique, suivi de tous les esprits forts, avait trépigné de joie. Chacun, à qui mieux mieux, avait donné le coup de pied de l'âne à ce fluide imaginaire avec lequel Mesmer prétendait guérir les malades.

Enfin, pour nous résumer, le magnétisme fut conspué, hué jusqu'à ce jour par la majorité de la routine académique, toujours ennemie du progrès.

Malgré toutes ces puissances d'un jour, le magnétisme allait son train et ses phénomènes se montraient de toutes parts, toujours par l'effet de l'*imagination*, qu'aucune de ces savantes têtes n'a encore pu expliquer.

Suivant Virey (*Dict. des sciences médicales* t. 24 p. 16) : « L'on a guéri sur-le-champ, par l'imagination, des malades aux portes du tombeau. »

Le célèbre Florentin Ficin dit (*De vita cœlitus comparanda, cap.* 20) : « qu'il n'est pas étonnant de voir des maladies se dissiper sous l'influence de l'imagination. »

Le grand Paracelse (*Occulta philos.* 2, *XI*) dit : « L'imagination et la foi sont si efficaces qu'elles ont le pouvoir de guérir. »

Le savant de Jussieu avait raison quand il disait à ses collègues les Académiciens : *Tous vos efforts n'empêcheront pas cette vérité de triomphér.* » Cette vérité fit le tour du monde et eut des adeptes les plus fervents dans tous les rangs de la société.

Pour nous en convaincre, écoutons un de ses plus terribles adversaires, Monsieur le docteur Mabru, chimiste, lauréat de l'Académie des sciences : « On demeure frappé d'épouvante et d'effroi, dit-il (*Les magnétiseurs jugés par eux-mêmes*), on est vraiment saisi de tristesse et de pitié, quand on voit de telles erreurs s'abriter sous des noms dont la plupart appartiennent à des hommes distingués dans les arts, dans les lettres, le barreau, la diplomatie, le clergé; sous les noms enfin, de

MM.

Le général Lafayette.
Le marquis de Boissy.
Le P. Lacordaire.
La reine mère d'Espagne.
Le prince de la Moskowa.
L'archevêque de Dublin.
Le comte Guesnon-Ranville.
Lord Dalhousie.
Le vicomte Lavalette.
Le docteur Broussais.
Sir Georges Douglas.
Sainte-James-Gaucourt.
Le maréchal Narvaez.
De Lauzanne.
H. de Balzac.
Jobard, de Bruxelles.
Le docteur Guersan.
Le comte de Redern.
Le duc de Larochefoucauld.
Le duc de Montpensier.
Frédéric-Guillaume IV.
Mgr le cardinal T. Gousset.
Le comte Freschi.
Le comte d'Orsay.
Le comte de Lorrenhielm.
Le comte Szapary.
L. de Saint-Georges.
Lepeltier d'Aulnay.
Le czar Alexandre.
E. de Las Cases.
Le général Jacqueminot.
Edgard Poé.
L'abbé Loubert.
Le comte Brice de Beauregard.
Crémieux.
A. Esquiros.
Le général de Rumilly.
Ch. de Lesseps.
L. P. Ventura.
Albéric Second.
Le professeur Grégory.
Le général Noizet.
Le pasteur Vars.
Alphonse Karr.
L'archiduc Charles.
Le baron d'Hénin de Cuvilliers.
Delamarre (de la *Patrie*).
Mme E. de Girardin.
Franck, de l'Institut.
L'abbé Léone.
Vieillard.
Lord Cuningham.

MM.

Washington.
Le baron de Rosting.
Le docteur Bertrand
L'abbé Constant.
L'abbé Joly.
Le baron de Reichenbach.
Manin.
De Saulcy, de l'Institut.
Georges Sand.
Alexandre Dumas.
Philippon de la Madeleine.
Théophile Gautier.
Le comte de Saint-Aulaire.
E. de Tocqueville.
Jules Favre.
L'abbé comte de Robiano.
Léon Plée.
P. Lachambaudie.
Le prince de Talleyrand.
Mme Eugénie Foa.
Victor Hugo.
Le marquis de Mirville.
Léon Faucher.
V. Hennequin.
Lord Stanhope.
Castil Blaze.
Agénor de Gasparin.
Le général Macdougal.

« Nous avons reproduit, ajoute le docteur chimiste Mabru, ces quatre-vingt noms tombés sous notre plume; en consultant quelques ouvrages, nous pourrions en citer beaucoup d'autres....

« Mais comment en serait-il autrement, poursuit le fabricant de pilules Mabru, le magnétisme aurait-il pu propager ses erreurs et s'enraciner si profondément dans les esprits sans la propagande de son charlatanisme organisé comme marchandise ? Le magnétisme a ses sibylles, ses annonces, ses tribunes, ses journaux, sa société et une multitude de livres à l'aide desquels il trompe et corrompt l'esprit des peuples; c'est en se couvrant du manteau de la science qu'il essaye d'échapper à la juridiction des tribunaux. Il est donc nécessaire d'attaquer le magnétisme sur le terrain où il se réfugie, d'opposer les véritables principes de la science moderne à son ignorance et le bon sens à ses folies. »

Il est un fait acquis pour le lauréat Mabru, que le magnétisme est « *un charlatanisme organisé pour tromper et corrompre l'esprit des peuples, abrité par la science pour échapper aux tribunaux.* » Or, les quatre-vingt noms tombés sous la plume de cet oracle scientifique qui *accréditent*, par leurs convictions, leurs travaux, le magnétisme, sont les patrons des sibylles, abritent les auteurs, et auteurs eux-mêmes d'un grand nombre de livres qui ne représentent que « *charlatanisme, tromperie, ignorance, folie.* » D'après ce prince du savoir, ces quatre-vingt noms, sans compter les autres, appartiennent à des gens qui se « *couvrent du manteau de la science pour échapper aux tribunaux en proclamant le magnétisme.* » Nous ne pouvons croire à semblable miracle, nous aimons mieux croire que le lauréat de l'Académie des sciences, Mabru, docteur-chimiste, pousse ainsi des cris féroces contre les magnétiseurs parce que, étant à la fois *administrateur*, comme médecin, des drogues qu'il fabrique comme chimiste, le magnétisme vient, sans le secours du médecin ni de l'apothicaire, guérir l'humanité avec le secours d'un fluide qui réduit à néant le charlatanisme des Académies médicales, et ce n'est pas en vain que le professeur Broussais, *tombé* sous sa plume comme croyant au magnétisme, nous édifie sur la médecine et ses résultats si funestes, dans son *Examen des doctrines médicales*, p. 286, 287 à 838, quand il dit :

Que l'on reporte maintenant ses regards en arrière, qu'on se rappelle tout ce que nous avons dit des vues si multipliées de la pratique médicale, qu'on se figure, dans toutes les parties du monde civilisé, les légions de médecins qui ne soupçonnent même pas l'existence des inflammations gastriques, ni l'influence de ces phlegmasies sur le reste des organes ; qu'on se les représente versant à flots des purgatifs, des vomitifs, des remèdes échauffants, du vin, de l'alcool, des liquides imprégnés de bitume et de phosphore sur la surface sensible des estomacs phlogosés ; que l'on contemple les suites de cette torture médicale, les agitations, les tremblements, les convulsions, les délires frénétiques, les cris de douleur, les physionomies grimaçantes, hideuses, le souffle brûlant de tous ces infortunés qui sollicitent un verre d'eau pour étancher la soif qui les dévore, sans pouvoir obtenir autre chose qu'une nouvelle dose du poison qui les a réduits à ce cruel état ; que l'on voie ces innombrables victimes passer de cette violente agitation à un abattement total, inonder leurs membres de sueur et terminer ainsi leurs souffrances et leur vie ; que l'on réfléchisse bien sur l'impossibilité où sont tous ces malheureux incendiés d'éviter un pareil sort, à moins que la nature ne provoque une crise violente ; que l'on pense aux dangers de ces mêmes crises, qui, quand elles ne sont pas elles-mêmes causes de la mort, peuvent laisser à leur suite des cécités, des surdités, des paralysies, un état d'imbécillité, la mutilation des membres, une santé tellement affaiblie, qu'il faut des mois, des années, et toute la vigueur du jeune âge pour revenir à l'état habituel de santé. Que l'on promène ses regards sur la société pour y voir ces physionomies moroses, ces figures pâles et plombées, qui passent leur vie entière à écouter leur estomac digérer, et chez qui les médecins rendent encore la digestion plus lente et plus douloureuse par des mets succulents, des élixirs, des pastilles, des conserves, jusqu'à ce que leurs victimes succombent à la diarrhée, à l'hydropisie ou au marasme. Que l'on remarque, à côté, ces obstrués qui remplissent journellement leur vase du produit de leurs pilules et de leurs eaux fondantes, jusqu'à ce qu'ils aient partagé le sort des précédents. Que l'on observe ces créatures à peine sorties du berceau, dont la langue se dessèche et rougit; dont le regard commence déjà à exprimer la langueur, dont l'abdomen s'élève et devient brûlant, dont le cœur précipite ses pulsations sous l'influence des élixirs amers, des vins antiscorbutiques, des sirops sudorifiques, mercuriels, dépuratifs, qui doivent les conduire à la consomption, à la mort. Que l'on examine attentivement ces jeunes gens d'un coloris brillant, pleins d'activité et de vie, qui commencent à tousser, et chez lesquels on décuple l'irritation par des vésicatoires, le lichen, le quinquina, jusqu'à ce que l'opiniâtreté des accidents les fasse déclarer atteints de tubercules innés, à s'associer aux nombreuses victimes que l'entité qualifie du nom de phthisies pulmonaires; que l'on se persuade maintenant qu'en agissant avec énergie pour arrêter les phlegmasies, dans leurs premières explosions, et s'opposant pendant leur activité et dans leur état chronique à l'influence des agents qui peuvent les entretenir, on diminuerait peut-être quatre-vingt-dix-neuf centièmes des sommes de calamités dont je viens d'exposer le tableau et que l'on prononce si la médecine a été plus nuisible qu'utile à l'humanité. Je conviens bien qu'elle a rendu à l'être souffrant le service de lui offrir des consolations en le berçant d'un chimérique espoir, mais il faut convenir qu'une pareille utilité est loin de se révéler au milieu des autres sciences, puisqu'elle semble la placer sur la ligne de l'astrologie, de la superstition et de tous les genres de charlatanisme. En somme, la médecine ne possède encore que des aperçus et des données générales pour devenir une science. »

Ne sommes-nous pas suffisamment édifiés en lisant ces lignes de ce professeur des plus accrédités, où il dépeint si exactement les souffrances des malheureuses victimes du charlatanisme, de la prétendue science médicale, et ne soyons pas surpris du progrès du magnétisme, quand nous considérons les ravages que la médecine fait à travers l'humanité, et pour nous servir des expressions du docteur Jahr, (tom. V de la Bib. de Genève, nº 4, p. 242) quand il dit : « Oui, en vérité ! depuis deux mille ans nous avons méconnu les lois de la nature dans le véritable art de guérir. »

Le professeur Louis (séances de l'Académie de médecine) : « J'avoue que depuis vingt ans, j'ai, dans les hôpitaux, étudié tour à tour la plupart des méthodes curatives, ce qui m'a mis dans le cas de remarquer que la plupart des méthodes offraient des *résultats déplo-*

rables et je leur dois la *perte* de personnes chères. »

Marchal de Calvi (*France Méd. et ph.*) : « Il n'y a plus en médecine, et depuis longtemps, ni *principes, ni foi, ni loi...* nous construisons une tour de Babel, ou plutôt nous ne construisons rien. »

Chomel (*Pathol. gén.* p. 642) dit que : « Les *ténèbres* enveloppent encore la branche la plus importante de la médecine. »

Si les académies peuvent analyser les poisons de la pharmacopée, et en constater ainsi les funestes résultats, il n'en est pas de même de *l'imagination* qui, selon eux, fait tous les frais du magnétisme. Qu'est-ce que l'imagination? Messieurs les immortels, vos théories sont impuissantes, et les faits extraordinaires qu'elle a produits de tous les temps ont toujours fait votre désespoir, expliquez-nous, s'il vous plaît, avec vos principes matérialistes, les phénomènes observés chez les camisards des Cévennes, à Louviers, à Loudun, chez les jansénistes, sur la tombe du diacre Pâris, les méthodistes, les baptistes américains, à Morzine, les tables tournantes, parlantes, les esprits frappeurs. En suivant un peu vos théories, messeigneurs, essayons de votre savoir moderne, expliquez-nous la cause des tables tournantes, commençons *par les faits* à leur naissance.

En 1846, les esprits frappeurs se firent entendre en Amérique, dans l'état de New-York, chez les demoiselles Fox, qui habitaient le Hysdesville; elles entendirent des coups frappés dans les meubles et dans d'autres objets qui, bientôt se trouvèrent déplacés sans moteurs apparents. Cette épidémie étendit ses ravages non-seulement en Amérique mais en Europe ; à la fin de 1852 il se manifesta des phénomènes extraordinaires en Ecosse, puis en Angleterre, en Allemagne, en France, et de tous côtés, les guéridons, les tables, les assiettes, les chapeaux, servirent de conducteurs pour communiquer avec les esprits qui ont vécu sur la terre ou dans d'autres planètes qui peuplent l'autre monde.

Au début, les tables excitèrent la curiosité générale, et, depuis le salon jusqu'à la mansarde, tout était occupé des tables parlantes, qui venaient ainsi impunément, à la barbe des académiciens matérialistes, détruire l'édifice qu'ils s'étaient plu à construire, le néant, c'est-à-dire que le ciel tout parsemé d'étoiles, la terre avec ses productions, la merveilleuse harmonie céleste, enfin tout ce qui règne dans l'univers infini s'était créé et se mouvait seul, et que nous, humains, devrons, après notre mort, retourner à la matière.

Nous n'analyserons pas les terribles conséquences d'une doctrine semblable, mais nous affirmons que si elle pouvait un jour avoir la majorité parmi les hommes, un désordre épouvantable régnerait ici-bas.

Nous le répétons, il n'était question que des tables tournantes, parlantes; force fut donc aux savants des académies d'expliquer la cause de ces phénomènes si variés.

Examinons la valeur et la concordance de leurs démonstrations scientifiques.

M. de Gasparin prétend que ces phénomènes sont dus à « l'action d'un fluide mis en mouvement par la volonté des opérateurs. »

Babinet dit (*Revue des deux mondes* 1854, p. 408, 409), que ces causes sont dues « aux petites impulsions individuelles de tous les opérateurs. »

Enfin, un professeur de clinique médicale à l'université de Buffalo, en Amérique, vint au secours des illustrations savantes de notre belle France pour nous dire que « ces bruits sont dus à la contraction des muscles agissant volontairement sur les articulations mobiles du squelette. »

Cette révélation stimula si énergiquement les savants des académies qu'ils sortirent de leur apathie habituelle, et le fameux Royer, dans son compte rendu des séances de 1854 (nº du 12 juin, p. 1063,) rapporte : « On s'est beaucoup occupé dans ces derniers temps, de certains bruits attribués à de prétendus esprits frappeurs, et notre célèbre confrère, M. Chevreul, a publié sur ce sujet un travail remarquable dans le Journal des savants, mais aucune expérience directe n'avait été instituée, soit en Allemagne, soit en France, en vue des explications de ces bruits, avant les observations de M. Schiff, de Francfort-sur-le-Mein, et il a démontré expérimentalement que tel bruit peut être produit par le déplacement réitéré du tendon du muscle long péronier dans la gaîne dans laquelle il se glisse en passant derrière la malléole externe..... En effet, Schiff est parvenu à produire sur lui-même le phénomène. »

A ces mots, le célèbre Schiff, hors de lui, rêvant déjà

sa statue à côté de celle de Bichat, assembla aussitôt les illustrations académiques et dans le sanctuaire même du *progrès*, il monta sur une estrade, et ce nouveau paillasse scientifique s'escrima à faire craquer sa jambe « et ce mouvement, dit le docteur Bérigny (Messager de Paris, 1869) était assez distinct pour être entendu à plusieurs mètres de distance. »

Aussitôt après la représentation, toute cette assemblée des princes du *savoir* et des *découvertes*, poussa un hourra frénétique d'applaudissements en l'honneur de l'Allemand Schiff, qui daignait venir à Paris exhiber gratuitement (sans doute) sa docte personne, pour prouver à l'humanité que ces coups qui retentirent dans toutes les parties du monde civilisé, ne sont que l'œuvre de charlatans, qui s'étaient entendus tous à la fois pour mystifier le public, et agiter ainsi les savantes cervelles des académiciens.

Un nouveau champion, M. Jobert (de Lamballe), pris d'un vertige effrayant, à force de recherches et de labeur, finit par découvrir que ce n'était pas, comme le prétendait l'Allemand Schiff, le long péronier qui était le moteur de tous ces bruits, mais bien le court péronier latéral droit.

Ce savant, sans doute trop fatigué par le travail que lui avait donné cette découverte, ne s'exhiba point, c'est dommage.....

Velpeau paraît à l'horizon, pour dire dans l'*Abeille médicale*, 1859:

« J'ai vu une dame qui, à l'aide d'un certain mouvement de rotation de la cuisse, produisait ainsi une sorte de musique. »

M. Jules Cloquet, à son tour, prétend que ces bruits peuvent se produire dans toutes les parties du corps.

Le *Journal de Paris* s'écrie à son tour :

« Surexcité par ces faits intéressants, auxquels prenaient part toutes les personnes qui assistaient à cette séance, ce qui n'est pas commun à l'Académie, M. Jobert (de Lamballe) a complété sa communication, en disant que des individus, par un exercice soutenu, ont pu exécuter des airs mélodiques, la Marseillaise, la Marche bavaroise, etc., avec une régularité parfaite, par la seule action des péroniers. »

Comme chez Nicolet, de plus fort en plus fort.

Les savants étaient dans la jubilation ; tout ce qu'il y a de criard dans la masse des médiocrités scientifiques se mêla à eux pour applaudir aux succès de cette parade des pîtres de la science ; et le public attendait, à la porte de la baraque académique, qu'une de ces illustrations vînt enfin lui donner le joyeux spectacle de se déhancher, se tordre les reins, les jambes, etc. pour exécuter les airs de la *Marseillaise, Au clair de la lune ;* les artistes musiciens, les facteurs d'instruments étaient déjà dans la consternation....

Mais le public attendit en vain, car aucun de ces Messieurs les Académiciens, pas même le dernier des infirmiers, ne travailla sa savante personne pour devenir un homme-orchestre. M. Jobert (de Lamballe) fut le seul qui prouva quelque manifestation digne de faire réfléchir les savants : il devint fou, enfermé dans une maison d'aliénés, et pas un de ses collègues des académies de toutes sortes ne put lui apporter la guérison.... il en mourut.....

Les Académiciens, Babinet, Gasparin, Velpeau, et Cᵉ avaient épuisé tout leur savoir, pour, enfin, avoir raison des prétendus esprits frappeurs. Pour donner plus de valeur à leurs assertions, ils avaient exhibé tous les paillasses érudits dans l'art de la dislocation; le célèbre Schiff, courbaturé, ne tenait plus sur ses jambes, en avait assez, et aucun de ces grands maîtres n'avait voulu mettre sa *progressive* personne en évidence pour représenter l'*homme orchestre Babinet-Cloquet*. Le fougueux Jobert (de Lamballe) en était devenu fou, cela avait sans doute donné à réfléchir pour les *lumineuses cervelles* de ses illustres confrères des académies, qui ne purent corrompre à aucun prix un seul de ces prétendus compères des quatre parties du monde, qui, par une joviale distraction de faire croire aux revenants se faisaient claquer les muscles pour frapper l'imagination des simples; et les tables tournaient et sautaient de plus belle, des coups frappés retentissaient de toutes parts plus fort que jamais, depuis la loge du portier jusque dans le salon du financier, et les savants commençaient par devenir ridicules devant le public. Le professeur de l'Ecole des Beaux-Arts, Chevillard, avait bien parlé dans une brochure de « *condensations désordonnées du fluide nerveux de mouvement vibratoire, propagatif particulier communiqué par la volonté à une substance inconnue qui traverserait les corps animés,* » publications à *effet* qui n'avaient rien prouvé, quand un nouveau bruit se fit entendre dans le sein de l'Académie des sciences : c'était Babinet qui, hors de lui, se levait de nouveau de son siége académique, ouvrant les portes de ce sanctuaire *du progrès* pour dire enfin à ce public ignare, qui croit en Dieu et aux esprits (*Revue des Deux-Mondes,* janvier 1854) : « Il suffit de jeter un coup d'œil sur l'effet qu'a produit dans les vastes provinces de l'Union américaine une manifestation dont l'origine a été un jeu d'enfant ventriloque qui s'amusait par des coups en apparence frappés aux murs, à la porte, etc., etc. »

Babinet avait fini son *boniment;* le public croyait entrer dans la loge scientifique pour entendre des médecins ventriloques; point du tout, *Bambochinet* glisse derrière le rideau, disparaît aux huées de la foule, qui ne pouvait comprendre que de tels bruits soient provoqués par des enfants ventriloques, et se demandait pourquoi ce savant n'en avait pas amené un pour donner un spectacle à l'instar du célèbre Schiff.

Toutes les sommités qui ornent les académies de toutes nuances avaient fini leurs fantasmagories; le public avait reconnu leur incapacité, et reconnaissait que chaque théorie nouvelle venait démentir la précédente.

et, chaque fois, une hilarité formidable était le prix des labeurs de ces lumineux académiciens, et les tables, non-seulement continuaient de tourner et de frapper, mais finirent par parler, et dirent que c'étaient les esprits de nos parents, de nos amis, qui ont vécu sur la terre, qui étaient les moteurs de tous ces bruits, firent ensuite écrire, dessiner des *médiums*, et leur dictèrent une philosophie qui devait donner raison à toutes les plaisantes démonstrations des académies scientifiques, médicales et autres; aussitôt que Rivail, sous le pseudonyme d'Allan Kardec, Pierard, le baron de Guldenstube, l'astronome Camille Flammarion, etc., etc., à la suite d'observations sérieuses, eurent rassemblé assez de documents médiamniques pour publier des livres et des journaux, qui établirent un corps de doctrine palpable à la raison, toute l'illustre phalange des esprits forts, les académiciens en tête, poussa un hurlement formidable, cria : *A Charenton!* avec Jobert (de Lamballe), les fous, les illuminés, qui croyaient semblables impossibilités, attendu qu'il n'y avait point de Dieu et encore moins d'esprits; qu'après notre mort, nous n'étions que *pourriture et fumier,* et aussitôt les portes de l'Académie de médecine s'ouvrent de nouveau à deux battants, et parut aux yeux de la foule, non pas un homme ordinaire, mais, cette fois, un phénomène médical, nommé Lelut (membre de l'Académie de médecine et de l'Institut).

Ce nouvel oracle ne venait point se présenter devant le public comme ses prédécesseurs; lui ne réclamait point d'acrobate du genre de Schiff; point d'*homme orchestre*, point de *ventriloque* Babinet, tout cela était usé et n'avait rien prouvé; mais, lui, tenait à la main un livre sorti de sa savante cervelle, livre qui avait pour titre : *Démon de Socrate*, où il donnait des preuves que Socrate, Swedenborg, Jeanne d'Arc « étaient *atteints de la folie sensoriale.* »

Ce curieux guignol du savoir, qui n'eut pas même la faveur d'un ricanement du public, se retira derrière la toile qui cache aux *profanes* ces fantômes du progrès.

Ce célèbre médecin, qui certifia dans son livre que Socrate, Swedenborg, Jeanne d'Arc, etc., etc., étaient des fous, traitait de même tous ceux qui croyaient en Dieu, en l'immortalité de l'âme et aux esprits.

Tels : Orphée, Hermès, Phidias, Homère, Eschyle, Sophocle, Socrate, Platon, Archimède, Euclide, Pythagore, Confucius, Lucrèce, Plaute, Tacite, Pélage, Juvénal, Euripide, Virgile, Polybe, Térence, Cratippe, Horace, Gutemberg, Christophe Colomb, Luther, Michel-Ange, Raphaël, Copernic, Galilée, Rabelais, Calderon, Roger Bacon, Cervantes, Rembrandt, Descartes, Kent, Piranère, Baccaria, Montgolfier, Washington, Mesmer, Lavater, Deleuze, Buffon, Cuvier, Jean Raynaud, Lamartine, etc., etc.

Pour Lelut, médecin, toutes ces illustrations, qui ont été le flambeau des générations, sont des *fous atteints de la folie sensoriale;* or les magnétiseurs, les magnétisés, les spirites sont bons à mettre à Charenton.

Ce divertissant Lelut est aussi fort que le fameux lauréat de l'Académie des sciences Mabru, qui vient de nouveau, la tête haute, sur l'estrade de la baraque scientifique, agiter à son tour, d'une main crispée, un livre qu'il a baptisé *Les Magnétiseurs peints par eux-mêmes*, où il est dit :

« Comme tout le monde ne sait pas faire le ventriloque pour faire parler les morts et converser avec eux, la gloire des académies est d'avoir repoussé de telles turpitudes. »

Nous demandons au lauréat Mabru si, quand la première locomotive fut présentée, c'est à la *gloire* des académiciens que M. Dupin répondit, au nom de ses collègues (*les académiciens*), que, non-seulement la locomotive n'entraînerait pas, mais que ses roues tourneraient follement sur place.

Nous demandons à Mabru si c'est à la *gloire* des académies que ce même infaillible Dupin conseilla, au nom de ses collègues *toujours,* à l'inventeur du télégraphe électrique de s'associer avec un marchand de jouets d'enfants.

Vous êtes bien célèbre, Mabru, aussi fort que vos collègues les docteurs Vanne, Chapon, Moulet et autres, qui ont poussé des cris formidables contre la vaccine et accablé le docteur Jenner.

Si vous voulez savoir, lauréats Mabru, Lelut et consorts, l'opinion de quelques célébrités médicales sur la valeur et l'efficacité du métier de médecin-chimiste, écoutez.

Barthez (*Mémoires de Mme Dubarry*, t. VI) affirme

qu'il ne croyait pas à la médecine : « Nous sommes, disait-il, des aveugles, qui frappons avec un bâton... »

Rostan, dans ses *Cours de Méd. clin.* (t. I, p. 185 et 187), dit « qu'aucune science humaine n'a été et n'est encore infectée de plus de préjugés que la médecine, chaque dénomination de classe de médicaments, chaque formule même est pour ainsi dire une erreur. »

Dubois (d'Amiens) affirme (*Pathol. gén.*, Avant-propos) que « des vérités générales nous manquent en médecine ; que nous sommes encore à la recherche des principes... »

Écoutons le docteur Munaret (page 170 du *Médecin des villes et des campagnes*), et nous serons édifiés sur les sentiments qui dominent les élèves de votre prétendue science médicale.

« A quoi me servirait d'étudier cet art conjectural ? me disait un jour un des colons du quartin latin ; j'ai cru qu'en le pratiquant l'on pouvait encore gagner de l'argent, de la considération..., et j'ai dit : Va pour la médecine !... Si je me trompe, eh ! bon Dieu ! il n'y a pas lieu de m'en dégoûter... Toutes les carrières sont d'une exigence... tandis que la médecine, oh ! parlez-moi de la médecine, de la joyeuse vie de carabin ! quatre années à moi ; quatre années à Paris ! et ma liberté reconquise, et le punch avec les amis, et la Chaumière !... Aussi, je jure par la sainte et vénérable barbe d'Hippocrate d'acheter régulièrement mes inscriptions au secrétariat de la Faculté, et de m'abandonner, durant un mois au moins, à tous les manuels qui doivent répondre de mes examens. Quant à ma thèse... une bouffée de cigare m'expliquera sa réticence... Jusqu'à l'époque où, revenu dans sa petite ville, les badeaux prirent sa morgue pour de la profondeur, et dirent à ses parents : Il faut que votre fils ait bien travaillé, car il est d'une maigreur!... Mais le papa, qui avait morcelé ses modestes revenus pour avoir un docteur dans sa famille, fut enfin obligé de prononcer devant l'ex-habitué de Musart les mots de clientèle... de position dans le monde, d'établissement, etc., etc., ce qui le réveilla de son court rêve... En ouvrant les yeux, il eut peur... en face de toutes les victimes qu'il allait sacrifier. Le dieu de l'argent cria plus fort que sa conscience : des malades! il te faut des malades!... De ce moment, le nouveau docteur intrigua, il intrigue encore; aujourd'hui, c'est le médecin qui travaille le plus de l'arrondissement!... Pauvre humanité! d'après ce frère juges-en tant d'autres. »

« Livrez donc, s'écrie avec indignation le docteur Chauvet, votre santé, votre vie, votre *etre* à des médecins imbus de pareils principes! Ouvrez donc votre cœur, confiez vos secrets intimes, vos peines *morales* à des hommes pour qui ces mots n'ont pas de sens! Aux yeux de ces hommes-là vous n'êtes qu'un bloc de matières mouvantes, ne différant d'un bloc de pierre que par quelques degrés... *accidentels.*

« Voulez-vous une idée du degré d'abrutissement moral où peuvent tomber de malheureux jeunes gens livrés à l'influence de ces théories sauvages? Essayez de pénétrer un jour dans un de ces charniers humains que l'on nomme *amphithéâtre de dissection,* et tâchez, si le sentiment de dégoût et d'horreur qui va vous prendre à la gorge dès le seuil de la porte, peut vous le permettre, d'assister jusqu'à la fin au hideux spectacle qui va frapper vos yeux.

« Là sont étendus, sur des tables métalliques, des cadavres plus ou moins mutilés, morcelés, putréfiés; autour de ces tables, les pieds dans une boue pétrie de sang altéré, de matières excrémentielles, de substances cérébrales et d'autres détritus cadavériques, un certain nombre d'élèves, la pipe de rigueur à la bouche, scalpent, qui un muscle, qui un vaisseau, qui un poumon, etc. Les *vétérans* ont appris à tuer le temps en face de la mort, par l'ingurgitation plus ou moins répétée de petits verres d'eau-de-vie; quelques-uns, de peur de dérober quelques minutes à la science, dévorent sans désemparer la *flûte* et le *fromage* étalés sur le cadavre, transformé en table à manger. Jusqu'ici, c'est sale, sans doute, horriblement sale et dégoûtant; mais ce n'est encore que cela. Voici où l'immoralité commence :

« Du coin de la salle part une plaisanterie impie ou obscène; la réponse arrive du coin opposé, laquelle provoque une nouvelle attaque, suivie d'une nouvelle riposte. Puis, la lutte change de nature. Le plus hardi lance le *cœur* de son *sujet* à la tête de son interlocuteur, qui lui envoie un *morceau de cervelle* du sien; bientôt le *jeu* devient général, et, au milieu de vociférations sauvages, d'insultes révoltantes à Dieu et à l'homme, les rebuts du scalpel volent de toutes parts, vont se coller aux murs, qui dégouttent de putrilage, et le carreau se jonche de débris humains... On dirait une scène de cannibales, moins le festin... La *séance est levée*, chacun se hâte de se désinfecter, puis revêt son habit le moins sale pour aller fortifier sa foi dans le néant auprès de tel ou tel déclamateur officiel de mensonges philosophiques ou d'erreurs médicales. Ces séances-là, je les ai *vues*, voilà pourquoi je les rappelle.

« Ces démolisseurs titrés d'hommes sont-ils de bonne foi?... Je le crois peu... Essayez donc d'apostropher l'un d'eux à peu près en ces termes : Monsieur, vous ne *valez pas un singe*..., vous ne différez que de *quelques degrés du cheval* qui vous traîne à votre chaire ; vous êtes à *peu* près un *âne*... Et vous verrez comme il prendra la chose. »

Audin Rouvière, de l'Athénée royal de médecine (la *médecine sans médecins*) :

« Oserons-nous, s'écrie ce professeur, pénétrer dans ce sanctuaire de l'enseignement médical et dans ces assemblées académiques reprendre le rôle d'observateur, pour exposer au grand jour le charlatanisme de ces oracles de la médiocrité, les intérês personnels, les complaisances réciproques, les partialités intéressées, enfin la foule innombrable d'abus qui se sont glissés parmi les professeurs et les académiciens?

« Dirai-je cette condescendance coupable, cette indulgence intéressée dans la réception des candidats?

On ne pèse pas le mérite, on compte les récipiendaires; hélas! ne faut-il pas que cette branche d'industrie classique complète 15,000 francs au professeur? Marie Saint-Ursin s'écriait avec son style accoutumé : « Ils ont « mis le bonnet doctoral à l'encan, les diplômes à l'en« chère, l'empirisme au concours, etc., etc. » Faut-il rappeler ici les procédés de ce docteur qui va présider souvent les jurys départementaux? Sa présidence a inondé la France d'officiers de santé, qu'on peut dire avoir été faits au poids de l'or.

« Le médecin sans malades qui veut acquérir de la réputation passe la journée à analyser des maladies dont il a entendu parler et que, par malheur pour lui, il n'a pu traiter encore; il veut des malades; les journaux ne sont-ils pas là pour improviser sa renommée?... Il fera répéter plusieurs fois l'annonce de son ouvrage; il étalera une liste de grands personnages qui ont déjà souscrit; il fera porter à domicile sa quittance de souscription. S'il ne réussit pas par ses manéges, il faut avouer qu'il est malheureux dans son savoir-faire.

« Viendra ensuite le médecin à la mode, s'insinuant dans les salons pour offrir des invitations de bal. Quoi! le sanctuaire d'Hygée transformé en salle à danser! Pourquoi pas? Terpsichore peut rendre à Esculape ses bienfaits avec usure. D'ailleurs, le docteur ne peut rien refuser aux instances de madame la comtesse, qui a besoin de distractions; elle est en faveur; elle l'a présenté chez la maréchale; il a eu l'honneur de dîner chez le ministre, et, si elle veut, elle peut tout obtenir. Il a déjà, à la vérité, deux belles places, des titres, des décorations; mais qu'importe ! il consent volontiers à intriguer pour en avoir encore. Afin d'arriver à son but, il accompagne madame à la promenade, au concert; il se condamne à dîner chez la comtesse *** une fois par semaine. La femme de chambre est ravie du docteur; elle en reçoit tant de billets de spectacle ! Monsieur le comte trouve toujours le docteur de son avis ; les enfants aiment les bonbons; il n'est pas jusqu'aux croquignoles obligées qui, apportées jadis pour l'épagneul gothique, ne le soient aujourd'hui pour le perroquet de madame; aussi, ce n'est qu'une voix : Ah ! le bon docteur ! ah ! l'aimable docteur ! Peu lui importe que l'on dise le savant docteur ; il sera assez savant s'il est aimable; car, réussir avant tout, même avant le savoir !

« Serai-je libéral ou royaliste ? s'écrie un troisième, car il faut opter. Me voilà obligé, pour être appelé à consulter, de rendre mon opinion flexible, de me façonner une conscience, de devenir la mobilité même, de n'avoir nul sentiment propre, d'abjurer tout caractère fixe et cesser d'être moi...

« Il est tel malade qui prendrait le spleen si on lui ordonnait la *Quotidienne;* tel autre qui aurait une attaque d'apoplexie en lisant le *Constitutionnel;* aussi y a-t-il grande sagacité à apporter dans les ordonnances à prescrire... Il faut hurler avec les loups. Je sors, aujourd'hui, de chez un malade entiché de vieilles idées; demain j'entre chez un autre, entêté d'idées nouvelles ; ne faut-il pas que je cède aux nécessités des temps, et que je me résigne aux circonstances ? Non, je ne puis me trouver avec le docteur ***... Il a des opinions que je ne partage pas, et je ne puis, sans me compromettre, accepter cette consultation, si monsieur le duc le savait, ma disgrâce serait assurée. Est-ce là du charlatanisme?

« Oserons-nous soulever un coin du voile dont se couvre ce docteur hypocrite, qui, par des dehors d'une fausse piété, cherche le moyen de parvenir en prenant le masque de la religion et de la charité, pour mieux en imposer à sa clientèle?... Voyez-le dans les temples, l'air content, l'œil fervent, la béatitude au front, désirant attirer les regards des âmes pieuses, quelle sainte horreur n'a-t-il pas pour les faiblesses des autres médecins? Associé aux hypocrites, parce que l'hypocrisie lui paraît une puissance, il prend le manteau de toutes les formes, de toutes les couleurs; il joue son rôle selon les lieux et les temps; ce qui lui a valu crédit, argent : avantages dont il sait jouir avec une béate humilité. Ses démarches ne seront pas infructueuses; il sait que Mme la marquise entend la messe de son curé. Assistons à cette messe; je parviendrai à me faire connaître des sœurs de charité; les sœurs m'introduiront dans le couvent de ***. Je deviendrai le médecin du bureau de bienfaisance; je serai condamné, à la vérité, à monter quelquefois au cinquième étage. Médecin obligé des habitants des mansardes, n'ai-je pas l'espoir de descendre au premier, et, dès lors, en faisant accroire au portier que je suis médecin du corps diplomatique, n'arriverai-je pas infailliblement au temple de la renommée et de la fortune?

« Que pourrions-nous dire de ce médecin musqué, aimable, ignorant, se dirigeant sur la pointe des pieds vers le boudoir de cette douairière ? il caresse en passant, d'un regard complaisant, la femme de chambre; il lui promet une consultation. Rien ne lui manque : la bague obligée, l'épingle au jabot, le lorgnon en sautoir, la tournure médicale moderne; il est complaisant adulateur de sa malade. Le docteur, ici, n'ordonne point, il contre-signe les ordonnances de la dame, et sa physionomie fait semblant de penser. « — J'aime mieux du tilleul, docteur. — Eh bien ! soit, prenez du tilleul, belle dame. — Ah ! pas de médecine noire, dégoûtante, docteur? Je préfère les grains de santé de la rue d'Antin. — Eh bien, soit, prenez des grains de santé. » Ce ton doucereux, insinuant, mielleux, si voisin du ridicule, ce mélange de puérilités, de babil, de prétentions, de niaiseries, exerce un empire despotique sur l'imagination de bien des gens; ce charlatanisme n'en vaut-il pas un autre?

« C'est dans le modeste asile du commerçant, que l'influence du docteur infatué de son mérite, exerce tout son empire. Là, il jouit d'une latitude indéfinie; plus de ces subordinations à des caprices du grand monde; plus de ces concessions faites à l'amour-propre du malade éminent; plus de maladies vaporeuses à combattre. Ici il ne passe pas par une porte cochère; il traverse le magasin pour monter à la chambre de la dame du logis; il fait le savant à peu de frais, il laisse l'intrigue des salons, il se conforme à la simplicité des localités; il promène, habituellement, ses regards sur tout ce qui l'environne, pour les reporter sur sa propre personne, avec un redoublement d'estime pour lui-même. Sa bouche exprime, par un sourire continuel, la satisfaction qu'il éprouve, il parle philanthropie, désintéressement, dénigre les malades opulents, parle de leurs exigences et surtout du peu de reconnaissance qu'ils ont eu pour leur médecin ; il cite un fait qui lui est personnel, et qui produit tout l'effet que le docteur peut en attendre. — Rassurez-vous, s'écrie le maître de la maison, nous n'imiterons pas ce grand personnage, vous serez bien payé ici, et, sans façon, combien vous devons-nous ? — Ah ! mon cher monsieur, notre profession est trop honorable pour être mise à prix. J'ai fait cinquante-trois à cinquante-quatre visites à madame, et, par attachement pour vous, ma femme, qui tient les registres, ne les a portées qu'à cinq francs chacune, mais ne parlons pas de cela, je répugne à compter avec les malades que je soigne par pure affection plutôt que par intérêt. — Votre affection, monsieur le docteur, m'honore infiniment ; moi, je ne suis pas comme votre grand seigneur, j'ai l'habitude de compter avec tout le monde ; je croyais réellement que vous n'aviez pas fait autant de visites ; je sais bien que vous avez eu l'extrême complaisance de venir dîner souvent, mais, madame n'était-elle pas convalescente ? — Allons, ne vous plaignez pas, monsieur, j'ai guéri votre estimable épouse, à la mode, avec de l'eau gommée et des sangsues, et cela est très-économique ; vous ne pouvez me traiter comme une *tête à perruque*. Si, au contraire, j'eusse employé l'ancienne méthode, quel mémoire n'auriez-vous pas eu à payer chez votre apothicaire ! »

Nous trouvons la preuve de ce qu'avance avec autant de vérité Audin-Rouvière, dans l'*Annuaire de la Société générale des médecins de France*, où il est consigné ce qui suit :

« A la deuxième du 2 novembre 1863, M. Bouchard, de Saumur, rapporte, à la page 157, ce fait que le docteur Lasalzède, praticien des plus honorables de l'arrondissement d'Issoire, avait donné ses soins à un homme blessé dans une rixe, et que cet homme régla au docteur Lasalzède, ses honoraires, par un payement de quatre-vingts francs.

« Bientôt l'auteur des blessures fut condamné, par un jugement de police correctionnelle et, au nombre des frais qu'il eut à rembourser à sa victime, figuraient les honoraires du médecin. Trouvant la somme trop forte, il cita le médecin devant le tribunal du juge de paix, lequel rendit un arrêt qui fixait ces honoraires à la somme de cinquante francs. Ce jugement inique ne put être cassé. Me Bosviel, que le barreau du Puy-de-Dôme consulta à ce sujet, nous ayant répondu qu'un recours n'aboutirait pas. »

(Il est tout à croire que ce *praticien des plus honorables* était d'accord avec son client, sûr de ne pas payer la facture.)

« La Société de Saint-Quentin, etc., etc., dans une quatrième affaire où est intervenu un jugement du tribunal de cette ville, dont un des considérants, fort extraordinaire, doit vous être signalé. Voici, en quelques mots, l'affaire qui a donné lieu à ce jugement :

« Un jeune et très-honorable confrère demandait à un client la somme de 1,225 francs d'honoraires ainsi calculés : 76 visites, 4 ponctions à l'abdomen, chaque visite à 15 francs, soit 1,140 francs ; pour un voyage à Paris, nécessité pour une consultation à ce malade, 100 francs, ensemble 1,240 francs; il avait reçu 200 francs, il réclamait 1,040 francs.

« Le client n'offrait que 330 francs. Procès, jugement, dont voici les termes :

« Considérant, quant au nombre des visites, que le demandeur ne peut pas opposer au défendeur, successivement ses visites, il s'est placé, par cela même, dans le cas de la loi... »

« Bref, le tribunal a réduit très-sensiblement le nombre de ces visites et le chiffre des honoraires. »

Le tribunal, dans sa sagesse, avait compris que ce jeune et *très-honorable* médecin avait compté les *invitations à dîner*, et que 76 visites, 4 ponctions, avaient nécessité, sans aucun doute, tout un arsenal de drogues et poisons de toutes couleurs, et que quand le malheureux patient recevrait le mémoire de l'apothicaire, ce serait bien autre chose.

Il aurait été curieux, pour l'édification du public, et à la face de ce troupeau médical, parqué dans cette enceinte, que le professeur Broussais présidât, en ce jour, cette assemblée, et qu'il se fît remettre les ordonnances du médecin; c'est bien là qu'il se fut écrié de nouveau, comme dans son *Examen des doctrines médicales*, cité plus haut :

« ....Que l'on contemple les suites de cette torture médicale, les agitations, les tremblements, les convulsions, les délires frénétiques, les cris de douleur, les physionomies grimaçantes, hideuses, le souffle brûlant de tous ces infortunés, etc., etc. » Au sujet de ce *jeune et très-honorable confrère*, dont on tait le nom, qui fait subir quatre ponctions à son malheureux client, le traduit devant les tribunaux, parce qu'il ne lui paye pas soixante-quinze visites à quinze francs la pièce, il est tout à croire que ces messieurs seraient indignés et applaudiraient à la décision des juges.

Suivons Audin-Rouvière :

« Il me reste à peindre le médecin consultant de telle à telle heure, et, pour tel praticien, cette médecine sédentaire est quelquefois l'indemnité de la nullité de la clientèle. Il fait dans son cabinet, de la médecine à l'heure, comme d'autres en font à la page. Ce serait fatiguer les regards de mes lecteurs, que de divulguer le spectacle des consultations absurdes d'un certain Esculape dégénéré, qui exerce une espèce de sortilége par sa prépondérance ridicule sur de crédules malades, en trouvant au fond d'une fiole d'urine tous les maux présents et futurs... »

« J'accepte rarement des dîners en ville, dit ce médecin inoccupé ; mes malades avant tout. S'il consent à paraître à table, il a bien soin d'arriver après le potage, en disant qu'il est harassé, qu'il vient de parcourir la ville et les faubourgs, et s'échappe après le dessert, en s'imposant la privation de prendre le café que sa gouvernante a préparé pour lui.

« Avec de l'intrigue, vous arriverez. Prenez un ton affirmatif, surtout ; méprisez le doute, tranchez ; ayez une volonté forte, pour avoir un genre à vous : vos absurdités même paraîtront des oracles; faites durer les convalescences, ne soyez jamais de l'avis de vos confrères, ayez seul raison et, puisque votre talent se borne à plaire à des valets de chambre, à faire une ordonnance symétriquement calculée, avec des signes inintelligibles... soyez trivial, faux, bizarre; soyez dogmatique, soyez même académique... »

« Maintenant, dit un autre, je devine comment le malade veut être traité, avant de savoir comment il faut le guérir.

« Les innovations médicales, les procédés nouveaux, les découvertes modernes, voilà ma médecine à moi; j'administre l'iode, la morphine, l'acide hydrocianique; ce n'est plus l'émétique, mais bien le tartrate antimoiné de potasse. Pour moi, tout m'est connu; je suis le médecin d'autrefois ou le médecin d'aujourd'hui, *ad libitum;* le résultat est le même. Une fièvre maligne ou une fièvre ataxique; et, pourvu que ce soit une fièvre, n'importe! le nom nous est indifférent. En disant ces mots, il montre sa tabatière en or, donnée, dit-il, en cadeau par un riche banquier. Il sait bien que l'artisan a besoin qu'on lui en impose, et qu'il ajoute foi à la science lorsque son oreille a été frappée de mots qu'il ne comprend pas.

« Osons pourtant tracer encore, avec des couleurs qui lui conviennent, le médecin des eaux minérales. Il habite Paris en hiver; pendant son séjour, croyez-vousqu'il perde un temps précieux à compulser les bibliothèques? Il n'y trouverait pas de clients. Un soin bien plus important l'occupe : c'est de déterminer des amateurs à faire le voyage des eaux, dont il est l'inspecteur. Revenu sur son terrain, à son domaine chéri, il ne voit, il n'ordonne que sa panacée universelle. Peu lui importe que les principes minéralisateurs soient alcalins, ferrugineux, sulfureux, gazeux ou salins..., il connaît ses eaux, et ses eaux avant tout. L'un ne voit que maladies cutanées ; l'autre, que des vices dans le sang, ou des atteintes nerveuses. Celui-ci ne s'occupe que d'obstructions ; il soumet son malade à se laisser palper sur un canapé ; il fait semblant que le tact lui a découvert des symptômes qui avaient échappé aux médecins de Paris, qui lui ont conseillé les eaux ; c'est un vice organique. Vous avez été mal traité, dit-il avec assurance. Hélas ! que peut lui apprendre le tact ? Sa sagacité est impuissante, et la nature n'a-t-elle pas dérobé à tous les physiologistes les documents qu'il assure lui être familiers ? N'importe ! son intérêt passe avant les considérations personnelles ; il lui faut des buveurs d'eau, et surtout des Parisiens en calèche. Il sollicite les médecins, ses amis, de lui envoyer des malades. « Ah ! si une princesse daignait honorer nos eaux de sa personne, ma fortune serait faite ; les titres, les décorations, couronneraient le zèle que j'ai montré pour mon établissement thermal. Nous serons flattés de vous recevoir à Enghien, dit celui-ci au chef de division, au bureau du ministère, et même au modeste employé ; puisque vous ne pouvez vous éloigner de Paris, vous trouverez des logements analogues à votre fortune, vous jouirez des délices de la vallée de Montmorency. Ne croyez pas que les eaux des Pyrénées valent mieux que les nôtres. » Voilà les rivalités établies. Le médecin des

établissements thermaux lointains allègue d'autres motifs : « Le mouvement du voyage vous est indispensable ; vous aurez la vue d'un site charmant ; le pays est économique, nous y faisons bonne chère, nous y donnons des bals, des concerts presque tous les jours ; vous vous y amuserez ; vous avez besoin de quitter Paris, d'avoir des distractions ; nos bains ont reçu, grâce à mon crédit, à mes sollicitations, des améliorations que mon prédécesseur avait négligées. Nous vous ferons administrer des douches aussi bien qu'à Tivoli. » Le malade part. S'est-il amusé ? Non. Est-il guéri ? Non. Il a dépensé beaucoup d'argent. Jean s'en est allé comme il était venu, il revient dans ses foyers avec sa maladie ; il est même plus indisposé qu'auparavant, car M. le docteur Fédoré n'a-t-il pas fort judicieusement remarqué, dans un de ses ouvrages, que les eaux minérales ne guérissaient personne, et que les malades de Strasbourg qui faisaient le voyage à Baden, en revenaient plus malades qu'avant leur départ ? Cette branche d'industrie n'avait pas échappé au mordant Guy-Patin qui en a fait justice de la manière suivante : « Pour ce qui est des eaux mi-
« nérales, je vous dirai que je n'y crois guère, et n'y ai
« jamais cru davantage ; maître Nicolas Piètre m'en a
« détrompé il y a quarante ans. Fallope les appelle un
« remède empirique. Elles font bien plus de c..., qu'elles
« ne guérissent de malades.

« Elles sont plus célèbres que salubres, je m'èn tiens
« à l'expérience journalière, comme aussi à l'autorité
« d'Hippocrate, d'Aristote, de Gallien, qui les ont assez
« improuvées. » (Lett. CCCLXXII, p. 96, t. III.)

« Pline l'a fort bien dit, lorsqu'il parle des médecins qui charlatanent leurs malades... Ce sont de fortes lessives qui échauffent et dessèchent les entrailles, au lieu de les nettoyer simplement et doucement. » (Lett. LXXVII, p. 214, t. I.)

Inclinez-vous, courbez l'échine, Mabru, devant ces hommes qui ont eu le courage d'avouer l'incapacité, la jonglerie, le charlatanisme de la coterie médicale.

Si nous voulons nous assurer du peu de crédit de vos glorieux docteurs et de la façon dont ils sont traités, aussi bien par les juges, par les avocats, que par le public, ouvrons, au hasard, une année de *l'Annuaire de l'Association générale des médecins de France* (année 1863).

Le docteur Bouteillier, secrétaire général du département de l'association de la Seine-Inférieure, dans son compte rendu, s'exprime ainsi :

« L'exercice illégal de la médecine cause un tort infini aux médecins, etc., etc.

« Veut-on au moins tenter de détruire ce fléau ? Car le premier élément qui vient à manquer, c'est la coopération du confrère lésé ; il veut rester dans l'ombre, parce qu'il sait que le bon public prendra le parti du délinquant, etc., etc., » à la page 77 : « On n'accusera pas l'association de la Seine-Inférieure de s'être lancée à la poursuite des rebouteurs et autres avec un empressement irréfléchi. Elle se fait gloire, au contraire, de n'être intervenue dans un procès qu'après avoir pris toutes les précautions dictées par la sagesse ; elle n'a plaidé qu'une fois ; elle ne sait trop si elle doit se louer de cette campagne. Que l'on en juge ! ! !

« Un rebouteur de Longinières a tant fait, qu'un jour, M. le juge de paix du canton et M. le procureur impérial l'ont amené en police correctionnelle. M. Dilligence, médecin à Longinières, et M. Ternisien, médecin à Toucarmont, n'ont pas craint de se porter partie civile à l'audience ; je dis n'ont pas craint parce que la population de la contrée a, dès le commencement de l'affaire, pris fait et cause pour le délinquant, qui comptait parmi ses plus chauds partisans tout ce que le pays renferme de personnes nobles et de hauts dignitaires. L'irritation se manifestant à l'endroit de nos confrères était telle, que quelques membres du bureau de notre association, MM. Vingtrenier (président de la société), Faubert (vice-président), et moi, Bouteillier (secrétaire), ont dû se porter partie civile avec eux contre l'accusé. Ajoutons que nous avons pris pour défenseur M. Denoyelle, avocat de Neufchâtel, qui ne cède en talent à aucun autre.

« L'affaire a été appelée au tribunal de Neufchâtel. M. Dilligence entendu, non comme témoin, puisqu'il se portait partie civile, mais seulement à titre de renseignements, a raconté des faits accablants pour le rebouteur ; puis, sont venus les témoins, qui n'ont pas osé parler, et ont atténué le plus qu'ils ont pu tout ce qui était de nature à amener une condamnation. — En pareil cas, il en est toujours ainsi ; on voit même souvent des médecins balbutier et craindre de se prononcer contre le coupable.

« M. le président du tribunal cherchait avec la plus

grande impartialité à faire naître la lumière; il procédait aux interrogatoires de manière à ne pas favoriser un parti plus que l'autre. Dans beaucoup de procès de ce genre, le président n'est pas aussi juste, et le pauvre corps médical est quelque peu sacrifié par lui. Je crois pouvoir m'exprimer ainsi sans manquer de respect envers la justice.

« M. le procureur impérial s'est montré également on ne peut plus bienveillant pour tous ; mais, obéissant au cri de sa conscience, il a soutenu énergiquement la prévention. Il a fait nettement articuler que, dans ces sortes d'affaires, les témoins ne veulent jamais parler. — Ne l'oublions pas, messieurs. — Mais arrivant à la partie civile, il a soutenu que des dommages-intérêts étaient légitimement dus, non-seulement à M. Dilligence, médecin de la commune et du canton dans lequel exerçait le délinquant, mais encore à M. Ternisien, médecin d'un canton voisin, et aux trois médecins de Rouen, qui auraient pu être appelés en consultation auprès des malades.

« M. le procureur impérial a dit que ces trois derniers étaient recevables comme praticiens, comme individus distincts, et qu'ils le seraient encore comme faisceau émanant de l'association. En un mot, M. le procureur impérial ne pouvait être plus favorable à la cause des médecins; il a été aussi loin, certes, que leur éloquent avocat.

« Qu'a fait l'avocat de l'accusé ! Il s'est moqué des médecins, comme le font tous les avocats en pareil cas ; il a beaucoup égayé l'auditoire, qui, évidemment, était porté pour son client, et qui, à plusieurs reprises, a vivement applaudi l'orateur par ses rires significatifs.

« L'avocat du corps médical, M. Dunoyelle, a prononcé une plaidoirie des plus remarquables ; et, s'il est vrai de dire que l'association ne trouvera un président plus bienveillant, un procureur impérial d'une opinion plus conforme à nos intérêts, il est tout aussi vrai de dire que jamais elle ne trouvera un aussi habile défenseur.

« Eh bien, malgré toutes ces circonstances, le rebouteur n'a été condamné qu'à 90 francs d'amende envers l'état (six contraventions bien établies, à 15 francs l'une, total, 90 francs), à 25 francs de dommages-intérêts envers M. Dilligence, et aux dépens. M. Ternisien, qui exerce dans le canton voisin, a été débouté de son action comme partie civile. MM. Vingtrinier, Flaubert et Bouteillier ont eu le même sort ; je me trompe, messieurs ; pour ma part, j'ai eu quelque chose de plus : j'ai été, en sortant, bafoué par l'auditoire ; le condamné a peut-être été porté en triomphe ; je ne suis pas resté pour être traîné derrière son char. Mais ce que je sais, c'est que tout le pays s'est porté pour payer en son lieu et place, parce que la somme n'était pas forte, 90 francs ; 25 malheureux francs à M. Dilligence, et quelques dépens. Du reste, si la peine pécunière eût été plus élevée, elle aurait été fournie par les plus riches du canton, nobles, titrés et placés.

« En définitive, les médecins du pays ont été vaincus et la dignité du corps médical a eu beaucoup à souffrir.

« Faisons le compte de l'association. Il est vrai qu'elle a reçu de M. Dilligence les fameux 25 francs de dommages-intérêts dont il a fait don à notre caisse ; il est vrai aussi que M. Denoyelle, avocat, n'a pas voulu accepter d'honoraires ; j'ajouterai même que le secrétaire de l'association, forcé d'aller à Neufchâtel pour assister à l'audience, n'a voulu recevoir aucune indemnité de voyage, logement, etc. Mais jugez du résultat si M. Dilligence avait gardé les 25 francs ; M. Denoyelle avait demandé 4 à 500 francs qui lui étaient dus au bas mot, et si la caisse avait payé le voyage du secrétaire !!!

« Votre commission, messieurs, ne se laisse pas décourager par l'issue de cette première affaire, mais elle a tiré un enseignement qui l'engage à conserver sa prudence et à ne jamais s'engager inconsidérément dans des procès qui absorberaient en une audience un capital si péniblement amassé. »

Nous partons d'un immense éclat de rire... C'est à ne pas croire que des *savants* soient assez aveuglés de leur *savoir*, pour avouer que l'*irritation se manifestant telle*, parmi la masse, contre les nommés Dilligence, Ternisien, médecin, que lui-même, *secrétaire général*, docteur Bouteillier, vint à son tour renforcé de *quelques membres du bureau ;* ces *célébrités*, perdant sans doute la tête, car, *dans pareils cas,* ajoute le docteur Bouteillier, « *on voit souvent des médecins balbutier et craindre de se prononcer contre le coupable.* »

Et malgré ce renfort scientifique, cela n'a pas empêché l'avocat du rebouteur de « *se moquer des médecins* comme le font tous les *avocats en pareils cas, ce qui a beaucoup égayé l'auditoiré*, qui, *évidemment, était porté pour le rebouteur*, qui avait sans doute rebouté une foule de malheureux, que ces célébrités présentes à ce tribunal, huées, bafouées par tout un pays, avaient estropiés, et qui étaient présents à l'audience !!!

O Molière ! illustre Molière !!!

Suivons ce diafoirucisme scientifique : à la page 247 du même Annuaire, le docteur Gigon, du département de la Charente, jette ainsi son cri d'alarme :

« L'année dernière on nous avait annoncé que des poursuites étaient dirigées par le parquet contre quelques médicastres de rebouteurs, tels que Molinier, Feniou, la femme Martinet, dite Petas ; une enquête a été, en effet, commencée, confiée au commissaire central, après que nous avons eu fait une démarche en corps près de M. le procureur impérial ; nous attendions les poursuites du parquet pour nous porter partie civile (le bureau), ainsi que quelques autres membres que nous avions prévenus ; mais les poursuites n'ont pas abouti, et notre bonne volonté n'a pas eu d'emploi.

« Depuis ce temps, le sieur Feniou a continué le cours de ses exploits...

« Toutes les fois, ajoute ce médecin, que mon attention se dirige sur ce sujet, il m'est impossible de ne pas être frappé d'étonnement pour l'inqualifiable stupidité du public et l'effronterie des charlatans qui l'exploitent. »

Rappelez-vous, docteur Gigon, du département de la

Charente, que le professeur Broussais place votre science « *sur la ligne de l'astrologie, de la superstition et de tous les genres de charlatanisme*, etc.

A la page 350, de la même année, dans le discours du docteur Bouchard, de l'arrondissement de Saumur, nous lisons les jérémiades suivantes :

« ... Depuis l'année dernière, votre commission administrative s'est occupée de charlatanisme d'une manière très-active, et cependant nous n'avons pas obtenu le résultat que nous aurions désiré, et, s'il faut tout dire, l'autorité judiciaire ne nous a pas soutenus suffisamment et nous a fait défaut. Sur trois rebouteurs qui ont été cités en police correctionnelle, un seul a été condamné à 15 francs d'amende : c'est le sieur Peteau, de Bourgeuil, et cela parce qu'il a avoué son délit. Quant aux deux autres, les sieurs Louriou, de Gennes, et Bompas, de Doué la-Fontaine, ils ont été renvoyés de la plainte, les témoins que nous avions fait assigner ayant nié les faits. Quand l'audience fut terminée, plusieurs de ces témoins avouèrent qu'ils ne voulaient pas témoigner contre des *personnes qui leur rendaient tant de services.* »

« A cette occasion, je ne vous laisserai pas ignorer qu'un de nos confrères, M. le docteur E..., s'étant associé avec le sieur Louriou, nous lui avons demandé des explications à ce sujet : il a préféré donner sa démission que de répondre.

« Vous parlerai-je des religieuses établies dans les communes, pour faire l'école et visiter les pauvres ? Vous savez tous, mes chers confrères, qu'elles sont la plaie de notre science et de notre profession ; les empêcher de faire de la médecine *payante* est une question très-difficile et très-délicate... »

Il est certain que cette boutique médicale est de plus en plus bafouée, déconsidérée, pourchassée jusque dans les villages qui ont recours à des sieurs Peteau, Louriou, Bompas, contre lesquels personne ne témoigne aucun méfait, convaincus des cures qu'ils obtiennent tous les jours, avouées par les témoins, qui, disent-ils, « *ne voulaient pas témoigner contre des personnes qui leur rendaient tant de services,* » et, à la honte des médecins, un des leurs, dont ils n'ont pas le courage de citer le nom, ne craint pas d'abandonner leur société d'ignorance et de charlatanisme pour « *s'associer avec le rebouteur Louriou.* »

Ce qui nous étonne, c'est cette imbécillité médicale si orgueilleuse qui descend jusqu'à discuter, plaider la cause de leurs industriels, métier qui, comme l'affirme Stalh, « *tue sept malades sur dix,* » avec de simples paysans, de bonnes vieilles femmes, qui leur rient au nez ; ce qui nous surpasse, c'est l'entêtement de ces ex-viveurs du quartier Latin, qui se démènent comme des possédés contre des gens illettrés le plus souvent tels que des Molinier, Féniou, Louriou, femme Martinet, dite Petas, etc., etc., braves gens qui, par les guérisons qu'ils opèrent, ont gagné la sympathie du public qui a été si maltraité par la médecine officielle. C'est bien ici le moment de nous écrier avec le célèbre Audin-Rouvière (*la Médecine sans médecin*) « ... Non, non, messieurs *les graves docteurs*, vous qui tâchez avec tant de soin d'anathématiser tout ce qui ne rentre pas dans le cercle de vos coteries, de ne point recommander les remèdes qui ne font point partie de vos formes médicales pour se rapprocher de la simplicité de la nature, ce n'est point par vos récriminations, mais dans des actes, que vous devez réfuter la pratique de ces hommes. Faites *mieux qu'eux*, et vous n'aurez pas besoin, pour vous faire croire, de prodiguer avec autant de profusion les épithètes injurieuses.

« ... Quoi ! c'est au pied du lit de ce mourant que vous seul avez soigné, que vous déclamez contre ces prétendus charlatans... Quoi ! c'est auprès de ce valétudinaire qui languit depuis quinze ans entre vos mains que vous dénoncez... »

A la page 327 de l'*Annuaire des Médecins*, 1863, le docteur Duclos, de la Société d'Indre-et-Loire, s'exprime ainsi dans son rapport :

« Nous sommes tous les auxiliaires de la médecine illégale par nos dissensions intérieures. Il est vraiment difficile que le public prenne confiance en nous quand nous ne cessons de nous témoigner mutuellement une complète et absolue défiance... Grâce à nos discordes, etc., etc., nous sommes tous d'ailleurs, il faut bien l'avouer, à des idées d'un autre temps sur ce que nous appelons les droits de la médecine. Facilement, nous inclinons à considérer le malade comme étant, en quelque sorte, la propriété du médecin, idée parfaitement fausse, dont les pays plus avancés que le nôtre ont déjà fait justice, et qui nous conduit à réclamer toujours le concours de l'autorité.

« Erreur, profonde erreur.

« L'autorité n'a rien à voir là : si puissante qu'elle soit, elle n'imposera jamais à personne ce qui est l'unique et légitime raison d'être du médecin. Je veux dire la confiance. Le médecin vraiment digne de ce nom n'exerce pas seulement ni surtout en vertu du privilége que lui confère son titre : c'est la confiance qu'inspire son savoir et son caractère qui établit réellement sa situation. »

Le docteur Chauvet va nous édifier sur la *confiance*, le *savoir*, le *caractère* réel de la *situation médicale*. (*Philosophie médicale*, p. 11 et 12.)

« *Qu'est-ce que la médecine ?*

« L'art de guérir, dit-on, ou, pour parler plus exactement, de traiter les maladies. Quel est le sujet sur lequel cet art prétendu s'exerce ? — L'homme. — La médecine a-t-elle appris du moins à connaître l'homme, son sujet spécial, depuis deux mille ans qu'elle disserte, discute, expérimente sur lui, appelant à son aide et mettant à contribution la nature entière ? Non. — Connaît-elle mieux les instruments dont elle se sert pour atteindre son but essentiel, qui est de guérir ? Non encore. — Enfin sait-elle procéder à l'application de ses instruments, non pas selon cet art routinier si finement persiflé par Molière, mais selon l'art éclairé par la raison ? — Pas davantage. — Or, si la médecine ne connaît ni son sujet, ni ses instruments, ni la manière de s'en servir, c'est-à-dire ni la maladie, ni le remède, ni l'art d'appliquer celui-ci, celle-là, qu'est-elle donc, grand Dieu ?... une erreur de vingt siècles, et, vu l'extrême des intérêts quelle atteint directement ou indirectement, une erreur des plus funestes, ne tendant à rien moins, entre autres déplorables résultats, qu'à la dégradation physique et morale de l'espèce humaine ; un chaos discordant d'hypothèses absurdes qui ravalent l'homme fort au-dessous de la plus grossière machine et élève le savetier fort au-dessus du plus habile médecin. »

Le docteur Goazet, dans un de ses discours publiés, a affirmé que « dans les maladies ordinaires, les gardes-malades en savaient autant que les médecins, et que, dans les cas extraordinaires, les médecins n'en savaient pas plus que les gardes-malades. »

Le célèbre Alibert disait (*Prolégomènes de thérap. et de mat. méd.*) « qu'il est certainement douteux, lorsque le malade a échappé à la mort, si c'est l'art qui l'a sauvé ou s'il ne fait que seconder les efforts de la nature ; qui sait même si ce n'est pas la nature seule qui l'a guéri, et si les remèdes n'ont point retardé la guérison. »

Le docteur Lieutau dit : « Les malades doués d'une forte constitution, et qui résistent à la maladie et aux remèdes, croient bonnement devoir leur guérison au traitement quelconque qu'ils ont subi ; et celui qui en était chargé se garde bien de les détromper. »

Le célèbre Bichat, professeur à l'École de médecine

de Paris, s'exprime ainsi, dans son *Anat. gén. consid. générales :*

« Il n'y a pas eu, en matière médicale, de systèmes généraux ; mais cette science a toujours été influencée par ceux qui ont dominé en médecine. Chacun a reflué sur elle, si je puis m'exprimer ainsi, de là le vague, l'incertitude qu'elle nous présente aujourd'hui, elle est peut-être, de tous les systèmes physiologiques, celui où se peignent le mieux les travers de l'esprit humain. Que dis-je ? Ce n'est point une science pour un esprit méthodique, c'est un assemblage informe d'idées inexactes, d'observations souvent puériles, de moyens illusoires, de formules aussi bizarrement conçues que fastidieusement assemblées. On dit que la pratique de la médecine est rebutante, je dis plus, elle n'est pas, sous certains rapports, celle d'un homme raisonnable, etc., etc. »

Saluez, Mabru, Lelut et Cie, vos statues ne sont pas encore à côté de celle de Bichat.

Écoutez encore, sur la gloire et la valeur de votre prétendue science médicale.

Le professeur Forget, de Strasbourg, dit, à propos de ces paroles de Bichat, que « le jugement sévère infligé par Bichat fut toujours une vérité. »

Le docteur Munaret (*du Méd. des villes et des campagnes*), ajoute à son tour :

« Depuis Hippocrate jusqu'à nous, que de discussions, d'études, d'essais ! qu'ont-ils rapporté à la science ? Une vérité sur mille erreurs au plus, temps perdu à rêver de présomptueux et insensés systèmes, temps perdu à les combattre, temps perdu à les ressusciter sous un autre nom, etc., etc. Oh ! que de temps perdu ! »

Le docteur Perchier, de Genève, nous dit :

« La littérature médicinale n'est donc plus qu'un nécrologe, elle n'enregistre que des décès, elle n'apprend donc plus au monde que le pourquoi et le comment les ex-malades sont morts. La médecine se fait son procès à elle-même, les médecins impriment et affichent leur incapacité, ils proclament donc hautement qu'il vaut autant, si ce n'est pas mieux, quand on est malade, se confier aux soins de la nature, que d'invoquer les leurs, ils hâtent peut-être, car certainement ils n'arrêtent pas la mort. Voilà donc à quoi leur sert d'être savants : c'est à dire en deux volumes que les malades sont morts et dans quel état ils étaient après leur mort ; mais n'est-il pas plus déplorable que l'art de guérir ne devienne que celui de décrire les cadavres !

« La médecine a-t-elle donc cédé la place à l'anatomie pathologique, et les hôpitaux sont-ils changés en salles de repos ? »

Le docteur Frappart, dans une lettre adressée aux docteurs Broussais, Bouillaud, Donné, Bazille, Douillet, fait la déclaration ainsi conçue :

« J'ai un profond dégoût de la médecine et des médecins ; votre science est dans l'anarchie, votre profession dans la décadence, votre métier est sur le bord de l'abîme ; vous n'avez point de corps médical, vous vivez dans l'isolement, dans le mépris les uns des autres ; la déconsidération vous envahit de toutes parts, vous êtes sans résistance comme sans puissance, et pourtant le moindre choc, longtemps et courageusement répété, achèvera de vous perdre. — Dans votre intérêt, songez-y, messeigneurs, ne vous occupez que des ulcères qui vous rongent, et ne m'obligez pas de les agrandir : vous savez bien que je le puis, car je connais les secrets de votre église. »

A la page 6 de *l'Examen critique* du docteur Libert, ancien chirurgien des hôpitaux de Paris, nous lisons ces lignes :

« J'ai été à même plus que personne d'apprécier l'insuffisance de la médecine et quelquefois ses fâcheuses conséquences ; n'ai-je pas même vu, en effet, que les médecins qui mettaient en usage la pratique la plus active étaient ceux dont la feuille des morts était la plus garnie à la fin du mois ? Si l'exercice de notre art offre des chances si peu favorables entre les mains des praticiens les plus instruits, les plus consommés, que nous présentera-t-il, si nous descendons dans la pratique des médecins pris en masse ? »

Le docteur de Breyne (religieux de la Trappe) : « C'est donc quelquefois un châtiment de la Providence, que de tomber entre les mains de médecins qui vous *exécutent*, savamment, *consciencieusement* et *promptement.* »

« Consultez vingt médecins, dit Audin Rouvière, n'aurez-vous pas vingt avis différents ? Ne faut-il pas qu'il y en ait au moins dix-neuf d'erronés ? Car il n'est pas un seul de ces messieurs qui n'accuse son confrère d'ignorance ; c'est à qui l'emportera sur ses rivaux... De ces

5

vingt médecins, vous avez le type de la foule de tous les autres. »

Le docteur Frappart affirme ainsi les lignes d'Audin Rouvière :

« Tous les vingt ans, au plus, il y a quelquefois deux systèmes dans la même école, et ayant les mêmes systèmes, il n'y en a pas quatre qui puissent s'entendre au lit du malade. »

Le docteur Combe (*France Méd. et Pharm.*) : « Il arrive souvent que dans la même salle, devant le même auditoire, à quelques heures de distance, l'organisme, le vitalisme et l'éclectisme lui-même se trouvent représentés. »

Le célèbre Bordeu raconte que dans sa jeunesse médicale, « il assistait, comme quatrième médecin, un malade atteint de la pleuropneumonie, et que l'un de ces médecins proposa une troisième saignée, l'autre un émetro-catharhique, le troisième un vésicatoire aux jambes. Chacun de ces messieurs tenait à son opinion et ne voulait rien céder aux autres. — Cinq ou six familles ayant pris part à la querelle, se divisèrent comme les médecins : la dispute ayant duré sept jours, le malade eut le temps de guérir... »

Le professeur Thomassi (*Précis de doct. ital.*, p. 112 et 113) :

« Je me souviens de m'être souvent trouvé, soit comme simple témoin, soit comme partie intéressée, dans diverses consultations. Combien il était difficile de nous accorder sur les bases premières ! Quelles oppositions, quelles contradictions se manifestaient pour le mode de traitement, pour le choix des remèdes! D'un côté, l'on voulait purger, délayer, rafraîchir, par conséquent affaiblir; tandis que de l'autre, l'on disait qu'il fallait corroborer, stimuler, exciter. Ici l'on proposait de recourir à la saignée, à la manne, au tamarin, aux boissons acidulées ou bien aux pilules de rhubarbe ou d'aloès succotrin, pendant que là on recommandait l'éther, le musc, l'ammoniaque, le vin chaud, l'opium, etc., etc. »

Nous demandons alors pourquoi le malade, qui a la faiblesse d'appeler à son secours plusieurs de ces charlatans, n'exige pas qu'ils se consultent sur sa maladie et sur les moyens de le guérir, en présence de sa famille, de ses amis, s'il n'a pas lui-même le courage d'entendre leur galimatias, et, surtout, que ces messieurs ne parlent pas un jargon incompréhensible, mais s'expriment de façon à être compris de tout le monde. Ce serait vraiment le moment de s'écrier avec le docteur Frappart : « *Médecine, pauvre science; médecins, pauvres savants; malades, pauvres victimes!* »

Citons un exemple, dit le docteur Chauvet :

« Voici une *fièvre typhoïde* bien caractérisée : dix professeurs sont unanimes sur le diagnostic, ce qui ne laisse pas d'être assez édifiant ; mais vient la double question de la *nature* et du *traitement* de la maladie, et aussitôt le désaccord le plus complet éclate parmi les princes de la science, qui entendent tous faire prévaloir leurs vues personnelles. Ainsi, tandis que le docteur Bouillaud, considérant la fièvre typhoïde comme de nature inflammatoire, prétend la juguler par les saignées coup sur coup, poussées jusqu'à une soustraction totale de deux kilogrammes et demi de sang, le docteur Petit, l'envisageant sous un point de vue opposé, veut la traiter par les stimulants et les toniques, et croirait *tuer* le malade en lui ôtant une seule goutte de son liquide vital. Le docteur Forget, prenant juste le milieu, admet bien la saignée, mais il ne voudrait pas la pousser au delà *d'un kilogramme quatre-vingt-treize grammes*, juste poids.

« Celui-ci a horreur de la saignée, à laquelle il préfère les sangsues et les ventouses scarifiées. Le docteur Laroque, imbu de vieilles idées humoristes, qu'il prétend rajeunir, pense que le seul moyen de guérir sûrement la maladie, consiste à débarrasser incessamment les entrailles du *sujet* des humeurs puantes qui les obstruent et les encombrent, et propose de procéder à cette opération de nettoyage continu, en faisant avaler chaque jour une *bouteille d'eau de sedlitz, ou trente grammes d'huile de ricin.* Le docteur Chomel, convaincu que la fièvre typhoïde est le résultat d'un empoisonnement miasmatique, ne voit rien de mieux à lui opposer que les *antiseptiques,* et en particulier les *chlorures alcalins, intra* et *extra.* Le docteur Giacomini, partisan du controstimuliste, Italien, entend administrer, comme médicament unique, du commencement à la fin de la maladie, le *sulfate de quinine* à dose quotidienne de *deux à six grammes.* Le docteur Cluny préconise *l'acide carbonique* comme propre à reconstituer le sang. Le docteur Piorry ayant surtout égard à *l'aridité* de la peau et de la bouche, recommande avant tout les *lavages forcés*, par les voies hautes et basses. Enfin le dixième veut s'en tenir à la méthode expectante, laquelle consiste à laisser la nature se tirer d'affaire comme elle pourra.

« Inutile de vous faire observer que si nous avions appelé vingt consultants au lieu de dix, nous aurions eu à constater dix *variantes* de plus.

« Remarquez que nous les avons très-généreusement supposés d'accord sur le diagnostic; que serait-ce donc, grand Dieu! si cette supposition était fausse!... et elle l'est dans la majorité des cas...

« Ce que nous venons de dire de la fièvre typhoïde peut s'appliquer à peu près exactement à toutes les maladies en tout et partout, et toujours même diversité de vues théoriques et pratiques, même anarchie, même chaos. Que l'on se figure maintenant la position d'un pauvre étudiant sans cesse ballotté entre dix ou vingt maîtres, dont chacun se pique de professer une doctrine différente, qu'il prétend bien imposer, à l'exclusion de celles des autres, et qui ne manque ni de bons arguments, ni même d'excellentes *statistiques* pour prouver qu'il a seul raison contre tous! Que l'on se représente l'embarras d'un jeune novice livré à tous les vents d'un enseignement contradictoire, et forcé lui-même de faire de *l'éclectisme,* c'est-à-dire se constituer juge de ses maîtres!... Ce malheureux aura beau chercher la lumière dans le dédale obscur où mille opinions diverses se heurtent et se choquent, il ne fera que s'enfoncer de plus en plus dans les profondeurs des ténèbres, d'où il ne parviendra à sortir que par la porte du doute...

« Oui; le *scepticisme,* voilà ce que doit emporter de

plus positif des bancs de l'école, le jeune docteur qui a été jugé *digne d'entrer dans le corps savant...* »

Le docteur Morizon (*Nouv. vérités médicinales*, p. 15) :

« J'en appelle à tous les hommes valides comme à tous ceux qui ont eu le malheur de ne point l'être, et je leur demande si, en suivant les conseils et les ordonnances des médecins, ils n'ont trouvé autre chose que déceptions et souffrances, et pourtant ceux-ci leur faisaient épuiser tous les trésors de la pharmacopée. Cette science n'a point de principes fixes, point de systèmes arrêtés ! Mais comment en serait-il autrement ? Est-ce en lisant dans nos universités, nos colléges, les traités innombrables d'opinions qui se contredisent à chaque instant, ou qui ne combattent que pour la gloire d'une existence éphémère ; est-ce en lisant de tels ouvrages qu'on peut arriver ? »

Jourdan (*Histoire de la méd.*, préf., p. 10 et 29) :

« La médecine est, de toutes les sciences physiques, celle qui a donné lieu aux plus grandes spéculations. Elle a vu naître une foule de systèmes contradictoires qui ont été tour à tour considérés comme inébranlables, et tour à tour renversés par d'autres qui, bien qu'annoncés, prônés et soutenus avec la même prétention, n'éprouvent toutefois pas un sort plus heureux.

« L'histoire de la chirurgie ne nous offre pas un seul exemple d'efforts aussi complétement inutiles. Tandis que les médecins cherchèrent, dans tous les siècles, à cacher l'obscurité et la diffusion de leurs idées sous le voile officieux du néologisme, et sous un mélange ridicule de mots pompeux et inintelligibles, la simplicité, la clarté, la précision et la dignité du style sont les qualités qui distinguèrent constamment les écrits des grands chirurgiens. De là vient que la chirurgie, après avoir fait quelques progrès, ne rétrograde point et ne retomba jamais dans une antique barbarie, comme il arriva tant de fois, au contraire, à la médecine, *même parmi les modernes*, et aux époques les plus rapprochées de nous. »

MM. Monneret et Fleury s'écrient :

« Chaque fois qu'une épidémie vient s'appesantir sur de nombreuses populations, sommes-nous plus habiles à guérir le typhus, la peste, la fièvre jaune, la scarlatine, la rougeole, etc., etc., qu'à guérir le choléra ? »

Pinel (*Nosographie pil.*) :

« La thérapeutique, ou traitement méthodique des maladies, est une des parties de la médecine qui doit éprouver une réforme générale. »

Bayle s'écrie à son tour :

« Loin de s'enrichir dans la proportion des autres branches, la matière médicale a réellement fait des progrès rétrogrades. »

Dans un article signé Jean Raymond, la *Gazette des Hôpitaux* rapporte, à propos du discours de rentrée que devait prononcer le célèbre Royer-Collard :

« Je suis de ceux qui professent que l'école ne présente ni un principe ni une méthode ; je dis plus, qu'elle n'a pas d'enseignement. Qui dit école dit *dogme*, qui dit enseignement dit *concordance* et homogénéité; à ce point de vue, il n'y a, à Paris, ni école, ni enseignement, il y a une école universitaire où vingt-six professeurs, payés par le budget, viennent individuellement imposer leurs opinions, leurs doctrines, et où les élèves se préparent à leurs épreuves en vue de tels ou tels examinateurs... Remarquez que ce n'est point une critique que je fais; j'expose simplement ce qui est; j'en conclus seulement que, quand j'entends dire *École de Paris*, j'entends une exposition ambitieuse mais vide de sens... Je ne comprends pas trop quelle exposition de principes pourra faire M. Royer-Collard d'une école absente, et par quel lien commun il pourra rattacher toutes ces individualités éparses. »

Voilà pour la Faculté.

Le journal *l'Esculape*, à son tour, traite ainsi l'Académie :

« L'Académie de médecine a prouvé combien elle était familière avec les questions tant soit peu élevées de notre science. Demandez au plus grand nombre de ces honorables, vieillis dans l'exercice de l'art, et qui sont si fiers de leur titre de *praticiens*, demandez-leur par quels moyens on peut instituer un principe général en médecine... Quoi! vous voulez discuter sur les principes généraux, et vous ne savez pas même si vous avez un seul principe! vous ne savez pas même si vous avez une science! »

« ... Eh bien! disait Claude Bernard, de l'Académie, en 1847, lorsque j'inaugurais mon cours, voilà ce que je disais en commençant :

« *La médecine scientifique que je suis chargé de vous enseigner n'existe pas*. La seule chose qu'il y ait à faire, c'est d'en préparer les bases pour les générations futures : c'est de faire la physiologie sur laquelle cette science doit s'établir plus tard.

« ... En effet, la médecine, considérée dans son ensemble, renferme à la fois une science d'observation et une science expérimentale. La médecine d'observation fait l'histoire naturelle des maladies ; la médecine expérimentale fait la physiologie des maladies. Or, aujourd'hui, la science médicale existe en tant que science naturelle ou d'observation, *mais elle n'existe pas encore comme science expérimentale.*

« ... La médecine expérimentale correspond à la thérapeutique, au traitement des maladies. Aujourd'hui, cette médecine *n'existe pas :* elle est plongée dans l'empirisme. Là, l'ignorant, le charlatan et le médecin instruit se confondent plus d'une fois, de sorte que ceux qui se placent au point de vue des traitements des maladies, ont vraiment raison de dire que leur médecine n'est pas une science...

« ... Et en général, la science ne sent le besoin de devenir active qu'après avoir été contemplative. Mais la médecine s'est trouvée dans un cas particulier, en ce sens que, dès son début, elle a été en quelque sorte forcée d'agir, parce qu'elle a compris tout de suite que son vrai problème c'était l'action.

« Si Pinel a pu définir la médecine en disant : « Une « maladie étant donnée, trouver sa place dans un cadre « nosologique, » il est évident qu'il posa un problème très-restreint, dont la solution pouvait peut-être satisfaire un nosologiste, mais qui devait être loin de contenter un vrai médecin, surtout le malade...

« Voilà pourquoi le traitement en principe des maladies, que l'on pratique depuis un temps immémorial, n'a jamais pu constituer la thérapeutique scientifique, c'est-à-dire la vraie science médicale expérimentale. Pour cela, il faut que la médecine expérimentale soit fondée et que le médecin soit en état de comprendre le mécanisme des maladies et l'action des agents médicamenteux.

« Aujourd'hui, un médecin, appelé près d'un autre médecin, est donc à la fois dans la science et dans *l'empirisme*. Il s'appuie sur une science d'observation, quand il reconnaît l'affection de son malade; mais quand il la traite, il n'a pour guide que *l'empirisme*, et il agit souvent au milieu de *l'obscurité* la plus complète. Cet état *boiteux* de la médecine qui, en ce moment, n'est, en quelque sorte, qu'une *moitié de science*, explique les opinions contradictoires qu'on peut émettre sur son compte, et motive notre distinction d'une médecine d'observation qui est constituée, et d'une médecine expérimentale qui est encore une science *à faire*...

« Mais l'art expérimental en physiologie et en médecine expérimentale est encore dans *l'empirisme* le plus grossier, et il est de la plus haute importance d'introduire dans cette expérimentation une critique et une discipline rigoureuses, comme il en existe dans les sciences expérimentales physico-chimiques. »

Le docteur Donné écrit dans le *Journal des Débats*, 22 septembre 1842 :

« Tant que la science de la médecine laissera une aussi grande part à l'arbitraire, à l'instinct et au génie de chaque médecin, l'art ne sera ni complet ni aussi élevé qu'il peut l'être. »

Le professeur Bouchardat (*Manuel des mat. médicicinales*, p. 9), constate que la science n'est pas faite, mais toute à refaire. »

Le professeur Valleix (*Guide du praticien*, avant-propos, p. 10) :

« Que de regrets on éprouve en voyant tant d'études, de veilles, de génie dépensés pour obtenir *d'aussi faibles résultats!* Que d'erreurs... »

Le grand Sydenham, surnommé l'Hippocrate anglais, déclare que « ce qu'on qualifie de l'art médical est bien plutôt l'art *de faire de la conversation*, *de babiller*, que l'art de guérir. »

Le professeur Malgaine (*séance de l'Académie de médecine*) : « Absence complète de doctrines scientifiques en médecine, absence dans l'application de l'art; empirisme partout, voilà l'état de la science. »

Nous espérons, messeigneurs, que vous ne nous accuserez point d'aller chercher nos assertions dans le domaine des médiocrités de votre métier ; or, que devons-nous penser, après toutes ces attestations d'hommes célèbres, de vos débats, de vos criailleries, de vos colères ?

Écoutez encore Audin Rouvière :

« Peindrai-je, dit ce professeur, l'anxiété d'un malade inquiet sur son sort ? Il désire ajouter de nouvelles ordonnances à celles qui n'ont pu le guérir. Les assistants demandent une consultation ; ces paroles font pâlir le médecin accoutumé à dominer dans la maison ; il redoute la présence de confrères dont il n'est pas aimé, mais enfin il les contemple avec une sorte de pitié bienveillante.

« Cette réunion d'êtres incohérents qui se détestent, il faut la subir ! Voilà les passions en présence, le choc des amours-propres, la jalousie de métier, la dissimulation concentrée, faut-il dire en un mot, concurrence, de charlatanisme. Ces discussions ne sont pas à la portée des profanes, il serait assez difficile, souvent, de connaître le résultat véritable de ce conseil médical...

« Le doyen d'âge dit qu'il s'agit de rédiger une ordonnance, de satisfaire un malade payant et patient qui attend, avec anxiété, leur décision. A ces mots, les débats s'ouvrent : l'un opine pour une vaste application de sangsues ; l'autre veut modifier et restreindre le nombre de ces vers dévorants ; celui-ci préfère une saignée copieuse ; celui-là réfute cette opinion et donne la préférence aux vésicatoires ; un autre est d'avis de l'adustion et veut employer le moxa ; un de ces docteurs opine pour la médecine expectante ; un autre pour la médecine agissante ; mais le plus jeune de ces docteurs préfère la médecine piquante et veut acuponcturer, avec ses aiguilles, le corps du malade ; la discussion s'échauffe, se prolonge, mais enfin, après bien des débats, il faut fixer l'irrésolution et fixer une formule.

« Voulez-vous savoir le point qui les a réunis ? c'est de se demander : La maison est-elle bonne ? Serons-nous payés ? »

Le célèbre Héquet disait :

« Que les médecins se préparaient des *remords* pour l'avenir et que, sur leurs vieux jours, ils forment une confrérie de pénitents. »

Le docteur Chauvet avoue sincèrement :

« Qu'il y a peut-être quelque courage à confesser publiquement ses fautes, alors que chacun, pour des motifs divers, ne vise qu'à exalter ses succès... ; j'espère que l'on m'en tiendra compte. Je me réserve d'ailleurs, et c'est là mon droit, de scruter sévèrement les causes, et de leur restituer intégralement tout ce quelles m'ont donné...

« Ma confession médicale peut se résumer à la simple déclaration que voici :

« *La main sur la conscience, je déclare devant Dieu et devant les hommes, que la pratique médicale a été plus nuisible qu'utile à l'humanité ; de telle sorte que si les nombreux malades que j'ai traités, pendant près d'un quart de siècle, avaient été abandonnés aux seules ressources de la nature, aidés de simples soins hygiéniques, le résultat final eût été beaucoup meilleur.* »

« Cependant, j'en appelle ici à toutes les personnes qui m'ont honoré de leur confiance ou qui ont connu ma pratique, je puis me rendre le témoignage d'avoir péché plutôt par excès que par défaut de *prudence*, par timidité que par hardiesse..., préférant rester inactif que de m'exposer à nuire, et peut-être à *tuer*.

« C'est mal comprendre mes intérêts, en face des préjugés enracinés, par suite desquels on estime la valeur d'un médecin d'après ses coups de lancette, le nombre de sangsues qu'il applique et la masse de drogues qu'il prescrit. Aussi j'avoue à ma honte, j'ai eu longtemps à souffrir d'humiliations, de me voir primé, à grande distance, dans l'opinion des niais, qui forment, hélas ! (avec les fripons) l'immense majorité de l'espèce humaine, par certains médicastres, grands *saigneurs*, grands *sangsueurs*, grands *drogueurs*, chez qui la fatuité et une assurance factice tenaient lieu de tout mérite réel.

« Ce pauvre public !... Il a la naïveté de croire à la médecine, quand les médecins eux-mêmes n'y croient pas !... et il prend tout bonnement le *savoir-faire* pour le savoir !

« Ah ! le savoir-faire !... Il ya quelques années, un journal allopathique du haut rang a publié sur ce grave sujet une série *d'aphorismes* (*sic*), pardon de l'insulte, ô grand Hippocrate ! destinés à régler la mise en scène, la pantomime et tout le cérémonial le plus propre à faire arriver l'eau au moulin du jeune adepte qui se propose de faire, d'exploiter la bêtise humaine à son profit particulier ; manière de se vêtir, de nouer sa cravate, de poser son chapeau, de saluer, de porter sa canne (quand on a une canne), de marcher, de rester debout, assis, de mobiliser ses traits, de graduer ses frais de politesse, suivant les personnes, les temps, les lieux, et selon les circonstances ; — manière de se loger, de disposer ses appartements, son *cabinet* et dépendances surtout, de *galonner* son domestique, de recevoir et de congédier ses clients, de leur laisser croire que l'on est très-occupé, quand on s'amuse à regarder les mouches qui volent, de faire grand bruit et grand tapage dans son cabinet, lorsqu'on y est tout seul, de frapper les oreilles du consultant de certains sons *métalliques...*, de lui donner toujours de *très-longues consultations écrites,* de flatter ses préjugés, de lui persuader qu'il est beaucoup plus malade qu'il ne le pense, et la chance l'a merveilleusement servi en l'amenant à sa porte, etc., etc.

« Citons quelques aphorismes, pour l'édification des bons croyants.

« La médecine est la seule profession où le mensonge soit un devoir (serait-ce parce qu'elle est elle-même un mensonge ?).

« Ne heurter de front ni les préjugés, ni les coutumes... est une conduite prudente et habile.

« Souvenez-vous d'avoir toujours l'*air* de faire quelque chose, alors même et *surtout* quand vous ne faites rien... Sauvez toujours les *apparences : passer pour savant,* telle est la *grande affaire du médecin.*

« Acceptez *d'abord* tout ce qui se *présentera...*, vous ferez votre triage ensuite... Un homme intelligent doit savoir *utiliser* tous les *matériaux* qu'il a sous la main.

« ... Faites choix d'une maison de *grande apparence...* dont la loge du concierge soit bien en évidence, l'escalier large, etc..., et gardez-vous de monter au-dessus du deuxième étage...

« Ne dédaignez pas la *banquette de velours,* dans votre antichambre, *elle fera très-bien !*

« ... Autant que possible, faites que votre cabinet ait *deux portes de sortie ;* cette condition favorise un petit innocent *manége* qui n'est pas sans influence sur l'esprit du client.

« Munissez-vous d'un bon domestique, mâle autant que possible, *légèrement galonné*, cela ne fait pas de mal, et qui n'introduise pas le client tout droit dans votre cacinet, alors même que, depuis plusieurs heures, vous y seriez tout seul. Le client doit *toujours attendre*, parce que le médecin *doit toujours être occupé*. — Quelques coups discrètement frappés à la porte de votre cabinet par votre domestique doivent vous avertir que quelqu'un attend : — *Laissez écouler quelques minutes,* puis *ouvrez et refermez les portes, en ayant l'air de reconduire quelqu'un; faites sonner quelques écus; ce bruit argentin est souvent un avertissement salutaire;* enfin faites entrer...

« Gardez-vous de recevoir vos clients en robe de chambre et en pantoufles; d'abord, c'est malséant, et puis vous avez *l'air* d'un médecin peu occupé...

« Si le malade, dans son récit, vous laisse *deviner* comme à coup sûr ce qui a dû se passer, oh! alors, n'hésitez pas pour l'interrompre... — Egrenez-lui avec assurance le chapelet des accidents qu'il a dû nécessairement éprouver... Insistez surtout sur ce qui frappe le plus le *vulgaire, sang, urines, humeurs,* et le reste... Si vous avez deviné juste, votre tête s'illumine à l'instant de l'auréole du prophète; le client est subjugué, ébloui, et... (vous avez la main dans sa bourse).

« Il est de *bonne politique* de laisser toujours croire au malade qu'il a couru de *grands dangers...*

« Evitez comme la peste ces niaises formules : Ce n'est rien, vous n'avez qu'une légère indisposition, un peu de régime va guérir tout cela... qui peuvent engager le client à aller porter chez un autre ses appréhensions et ses écus...

« Ne laissez jamais sortir le client de votre cabinet sans une *consultation écrite...*, un *papier* flatte l'amour-propre du malade, et, en le lui remettant entre les mains, vous lui rappelez avec politesse qu'il est votre débiteur...

« Ne craignez pas d'écrire *longuement* vos prescriptions et vos conseils... Prenez du *grand papier*, et remplissez hardiment le *recto* et le *verso*... Développez, détaillez, diluez...; plus vous serez *long*, moins le malade *lésinera* sur vos légitimes honoraires. »

N'est-il pas douloureux d'entendre ainsi les plus célèbres médecins et professeurs des écoles, de tous les âges, avouer, avec autant d'effroi, l'impuissance de guérir, avec le secours de leur science, et, plus encore, confesser que l'exercice de leur profession est des plus dangereux pour l'humanité, et que, même pratiquée par eux, elle y a semé la désolation, la mort ! ! !

Quelle sécurité, quel espoir doit avoir celui qui se confie à cette légion de médecins, dont nous venons, par la voix des célébrités de tous les temps, de tracer l'effrayant tableau ?

De cette légion de médecins, dont le *célèbre* Broussais nous signale les *ravages* à travers l'humanité, incapacités qui pullulent aujourd'hui aussi bien dans le palais que dans la mansarde, qui vont porter la *désolation*, la *mort* jusque dans le plus petit de nos villages ?

Incapacités qui cherchent tous les jours, par un charlatanisme honteux, à exploiter les malades et à faire un trafic de leurs drogues, *empoisonneuses*, trompant le public trop crédule, qui ferait bien mieux de demander, à tous ces industriels, pourquoi ils ne peuvent pas se guérir eux-mêmes, pourquoi leur prétendue science, pratiquée par les plus accrédités, les plus célèbres, ne peut pas, plus qu'eux, les guérir, et guérir les monarques, les grands seigneurs, les millionnaires, qui ont, ceux-là, les moyens de payer des wagons de drogues, et la puissance, au son de leurs écus, de faire accourir à leurs chevets les plus grandes réputations professionnelles.

Arrière cette corporation qui ouvre une carrière aussi vaste à des falsifications de toutes sortes, par des drogues toxiques (empoisonneuses) qu'elle laisse introduire jusque dans nos boissons journalières, corporation qui accrédite et prône, dans ses prescriptions, des aliments d'un composé factice, en dehors de la nature, qui amènent des maladies, altèrent la santé, cause de la dégénérescence de notre espèce, dans le seul but d'alimenter l'industriel métier de médecin.

Ne voyons-nous pas, tous les jours, jusqu'où va l'ignorance de la majorité des médecins qui non-seulement accréditent les vins, les liqueurs, les aliments fabriqués, dénaturés avec des poisons, mais en font, eux-mêmes, un usage de tous les jours? Cette bestiale preuve de leur ignorance excite la risée du dernier des industriels qui possède la moindre recette de fabrication frauduleuse de boissons ou denrées alimentaires quelconques.

Ne les avons-nous pas vus aux séances du magnétiseur Donato? (*Théâtre des fantaisies Oller.*)

C'est bien là que le public a été juge de l'abrutissement de ces dénaturés viveurs, s'étourdissant en avalant force verres d'absinthe et de différentes autres boissons réprouvées par l'hygiène, étouffant leur raison à l'aide de pipes, de cigares, afin de se donner assez *d'aplomb* pour exercer une ignoble manœuvre contre ce magnétiseur.

C'est bien là que nous avons vu à l'œuvre la majorité de ces prohibitionnistes du progrès, aux têtes blanches et dénudées, la boutonnière ornée de rubans de toutes nuances, donner l'exemple du persiflage à la jeunesse de leurs écoles, à l'arrivée de Donato et de son sujet.

Ne les avons-nous pas suivis dans leurs menées désordonnées, faisant force tapage, cherchant non-seulement par un charivari de coterie à troubler l'attention du public et en imposer à ceux de leurs collègues qui, à l'exemple des académiciens de Jussieu, d'Eslon et autres, ont le courage de proclamer cette vérité magnétique?

Nous pouvons constater l'indignation du public, quand ils couronnèrent l'œuvre de leur fanfaronnade insensée par des applaudissements à l'entrée en scène d'une créature à moitié nue, aux gestes obscènes, *hurlant* une chanson de tripot, rappelèrent par leurs bravos frénétiques cette malheureuse victime de leurs doctrines matérialistes; doctrines pestilentielles qui posent sur un piédestal l'ignorance obscène de l'art, navrent les artistes aux sensations élevées, qui par leurs labeurs assidus ont gagné un talent réel, enchanteur, qui élève l'âme et qu'ils ont la douleur de porter chez des peuples plus avancés qui ont soif du beau...

Ne sommes-nous pas convaincu que le public, victime du charlatanisme médical, après avoir chassé le médecin de sa maison, va chercher soulagement et guérison auprès des guérisseurs, des somnambules inspirés des cieux; et n'est-ce pas avec effroi que nous voyons tous les jours des médecins à bout d'intrigues et de ressources abriter par leurs diplômes des magnétiseurs aux fluides sombres et noirs qui loin de guérir empestent le malade; s'associer également avec des somnambules qui de connivence avec eux trompent la crédulité du public, en faisant parade d'une prétendue lucidité et qui accréditent et ordonnent des poisons que leur enseigne le médecin sans la protection duquel ils n'échapperaient pas aux tribunaux?

L'instruction, la civilisation enfin doivent faire justice de moyens aussi peu en rapport avec la loi du progrès. Les temps sont arrivés où nous devons pousser un cri d'alarme à travers les rangs des humains, dévoiler les terribles conséquences des doctrines du matérialisme.

N'avons-nous pas vu ces paillasses de la science s'avancer tour à tour sur le palier de l'estrade de leur académie, s'exhiber publiquement pour détruire le charlatanisme du confrère de la veille, pour en accréditer un autre?

N'est-ce pas avec terreur que nous avons suivi la barbarie de leur langage?

Nous les avons entendus, ces lapons du savoir, traiter

les géants de la pensée humaine de fous, parce qu'ils croyaient en l'immortalité de l'âme, parce qu'ils croyaient que ces milliers d'étoiles, de soleils qui ornent la voûte éthérée des cieux, étaient l'œuvre de Dieu et non du hasard.

Petits singes ergoteurs, perdus dans ce coin sombre du splendide domaine de Dieu, un sens atrophié de votre esprit vous courbe grelottants sur les bancs vermoulus de vos écoles du hasard, sans songer que ce grand Maître des mondes a gravé dans l'esprit humain l'idée innée du rayon vital de l'âme, que vous cherchez, du fond de vos maladives doctrines, vainement à obscurcir; rayon fluidique parfumé de sa miséricorde infinie qui inocule l'espoir dans les êtres, qui les guérit de leurs souffrances; fluide où resplendissent, dans un prodige d'amour, les légions de martyrs de la liberté, de la charité, qui, radieux, scintillent devant l'autel resplendissant du Dieu des dieux, qui de ses flots de lumière inonde l'univers!!!

FIN

Imprimerie D. Bardin, à Saint-Germain.

Pour paraître prochainement :

L'HYGIÈNE DU ZOUAVE JACOB

Imprimerie D. Bardin, à Saint-Germain.

www.ingramcontent.com/pod-product-compliance
Ingram Content Group UK Ltd.
Pitfield, Milton Keynes, MK11 3LW, UK
UKHW020933180726
13838UKWH00002B/912